げっぷ、胸やけ、
ちょっとした胃の痛みや吐き気、
たいしたことないからと、
そのままにしていませんか？

医師として言わせてください。
それは危険です。
逆流性食道炎の可能性があります。

JN033703

もしこんな症状があったら、まっさきに
「逆流性食道炎」を疑ってください。

●食事のあと、胸やけがひどく、
吐き気がすることもある
●寝ようと思って横になると、
胃酸がこみ上げてくる
●たくさん食べると、ひどい胃もたれでつらい
●普段から酸っぱいものがこみあげてくる
●喉《のど》に圧迫感があって、息がなんとなく苦しい
●胸がチリチリ痛むことがある
●咳《せき》がなかなか止まらない

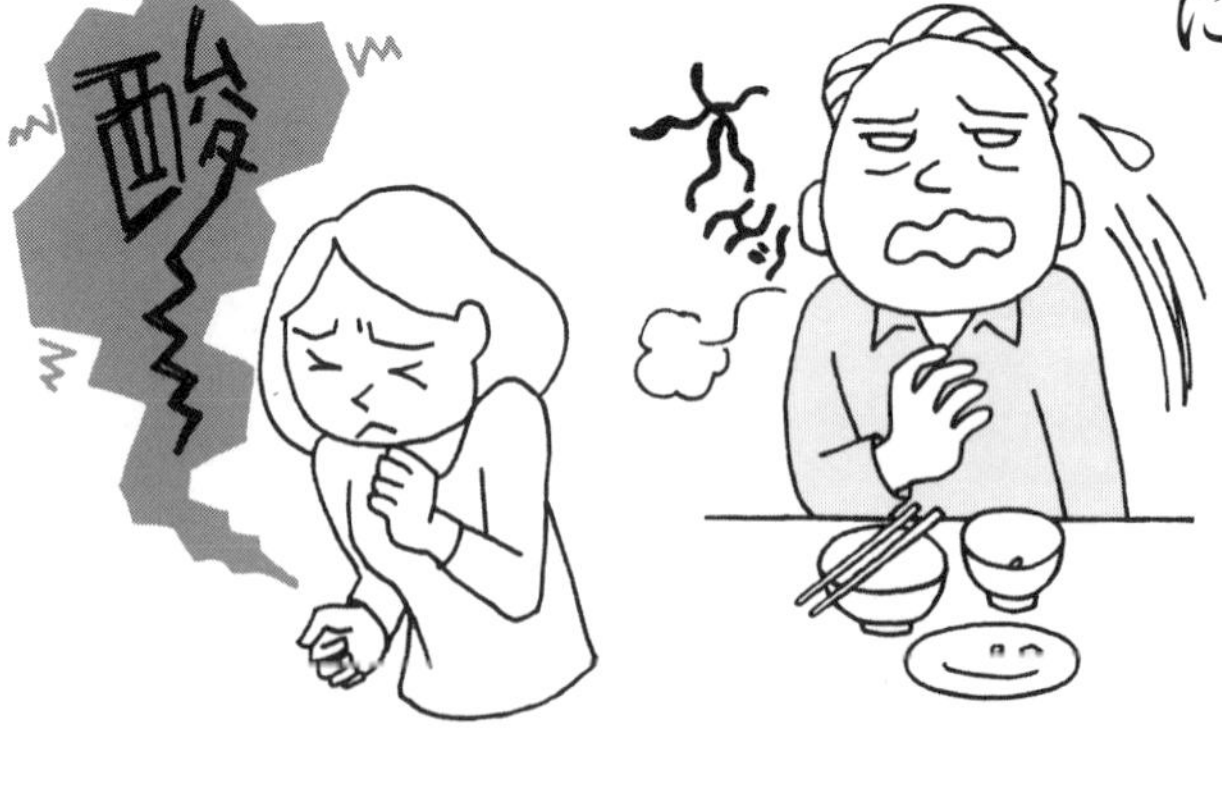

逆流性食道炎を
軽く考えている方も多いようですが、
この病気、そのままにしていると
リスクがあります。

●気持ち悪さが続いて夜眠れなくなる
●人との会食が楽しめなくなる
●集中力が低下して仕事の能率が悪くなる
●かがむ姿勢が苦手になる
●カラオケで思いきり声が出せなくなる
●食道がんになるリスクがある

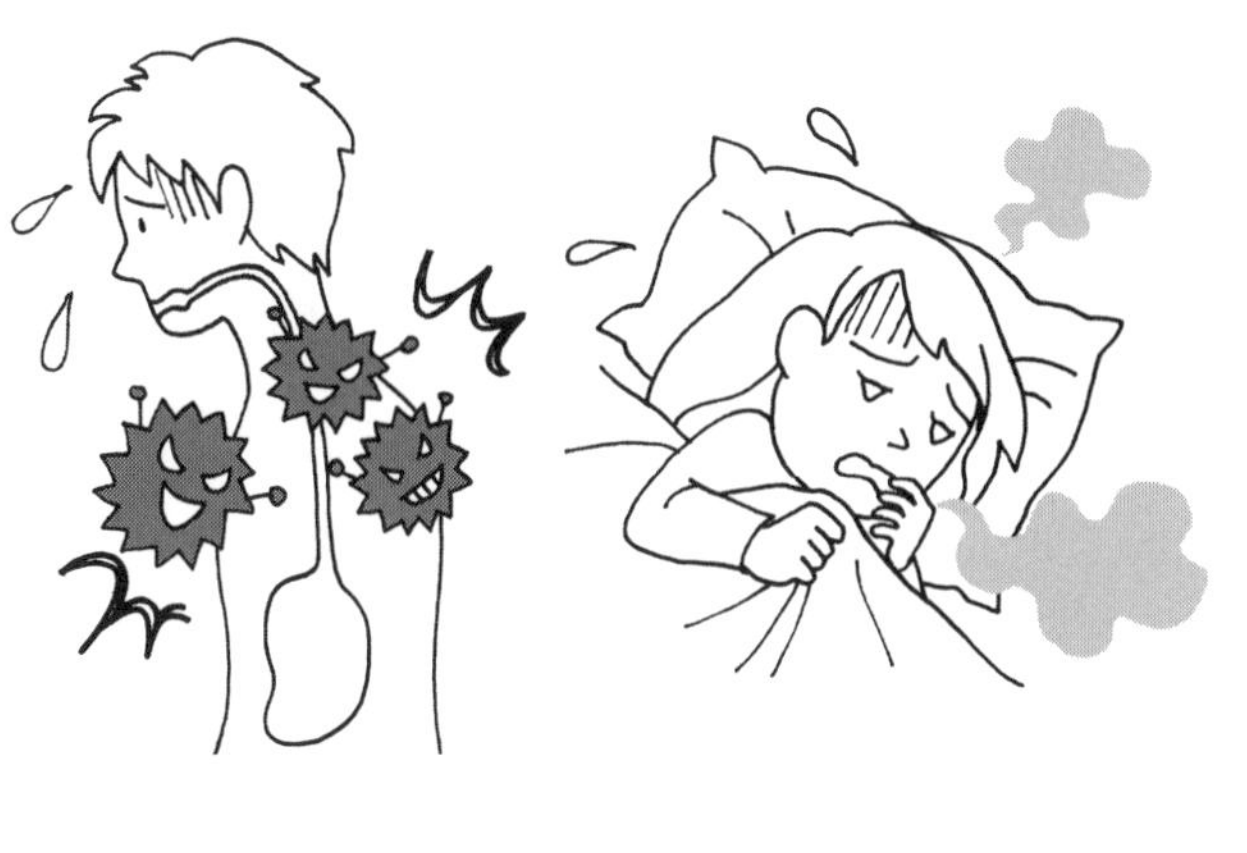

実は年配者だけでなく、若い人にも逆流性食道炎が増えています。
こんな人がかかりやすいといわれています。

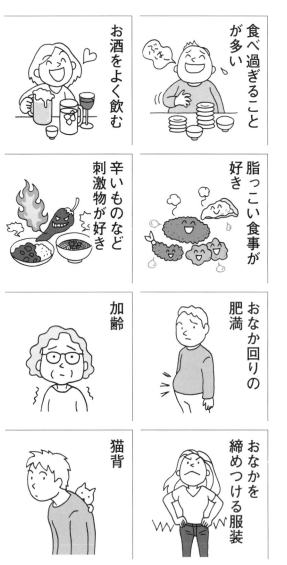

食べ過ぎることが多い

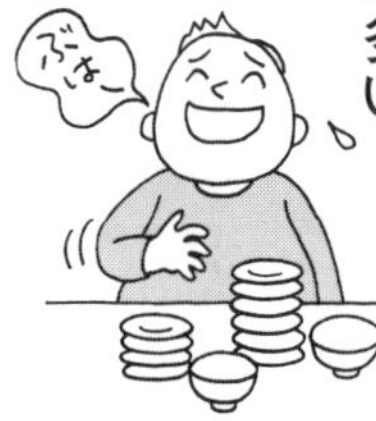

お酒をよく飲む

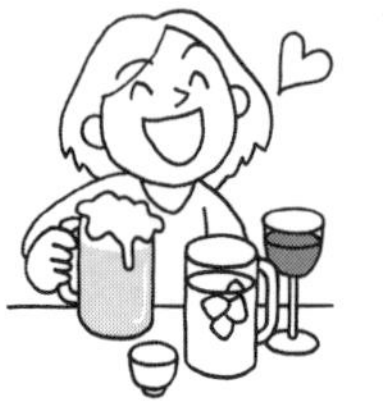

脂っこい食事が好き

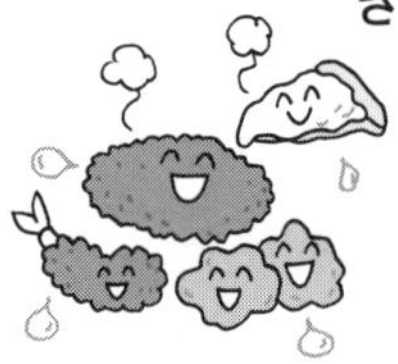

辛いものなど刺激物が好き

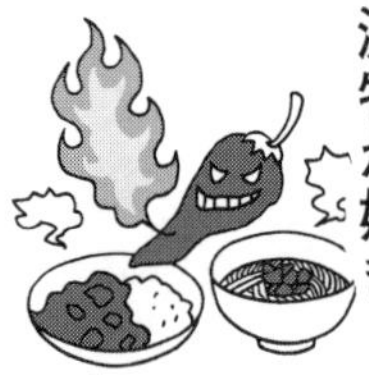

おなか回りの肥満

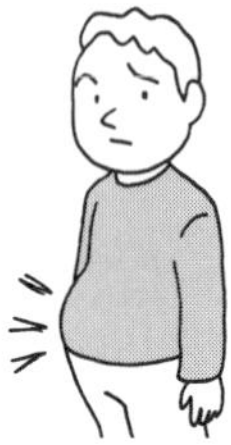

加齢

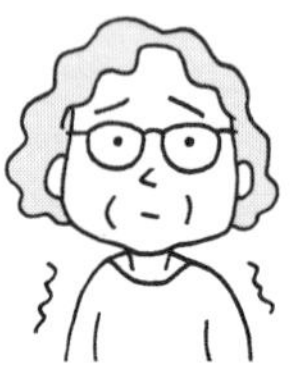

おなかを締めつける服装

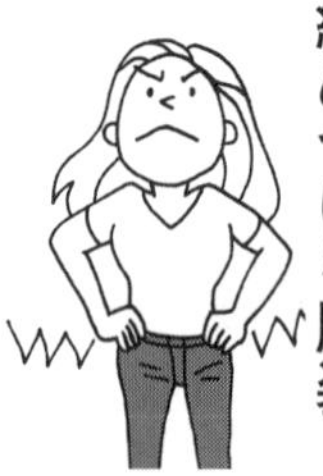

猫背

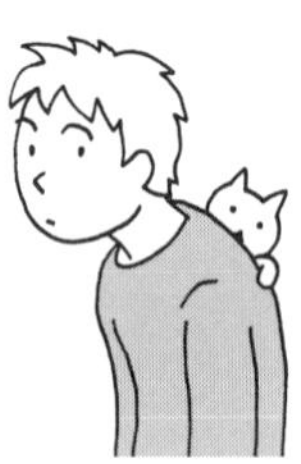

こんな症状はありませんか？

「Fスケール問診票」で自己診断

❶ 胸やけがしますか？

❷ おなかが張ることがありますか？

❸ 食事をしたあとに胃が重苦しい（もたれる）ことがありますか？

❹ 思わず手のひらで胸をこすってしまうことがありますか？

❺ 食べたあと気持ちが悪くなることがありますか？

❻ 食後に胸やけが起こりますか？

❼ のどの違和感（ヒリヒリなど）がありますか？

❽ 食事の途中で満腹になってしまいますか？

❾ ものを飲みこむとつかえることがありますか？

❿ 苦い水（胃酸）が上がってくることがありますか？

⓫ げっぷがよく出ますか？

⓬ 前かがみをすると胸やけがしますか？

それぞれの質問に「ない＝０点」「まれに＝１点」
「ときどき＝２点」「しばしば＝３点」「いつも＝４点」
で答え、合計点数が８点以上だと逆流性食道炎の
可能性が高いといえます。

※Ｆスケール問診票は逆流性食道炎などの診断や治療効果の確認に用いられるものです。

出典：草野元康 臨床と研究 82巻2号 379-382（2005）
M. Kusano et al .: J Gastroenterol.,39(9): 888（2004）

これは私の患者さんのケースです。

Aさん（49歳女性・主婦）

45歳ごろから**胃痛に悩まされる**ようになりました。やがて**げっぷ、喉のつかえ、風邪でもないのに喉がおかしい**などの症状が加わり、食事中によくむせるようになりました。市販の胃薬で対処していましたが、だんだん症状が悪化していきました。会社で人間ドックを受けたときに「逆流性食道炎」と診断され、やっと原因がわかりました。今は病院でもらった薬を飲んで、体に無理をかけないようにしています。

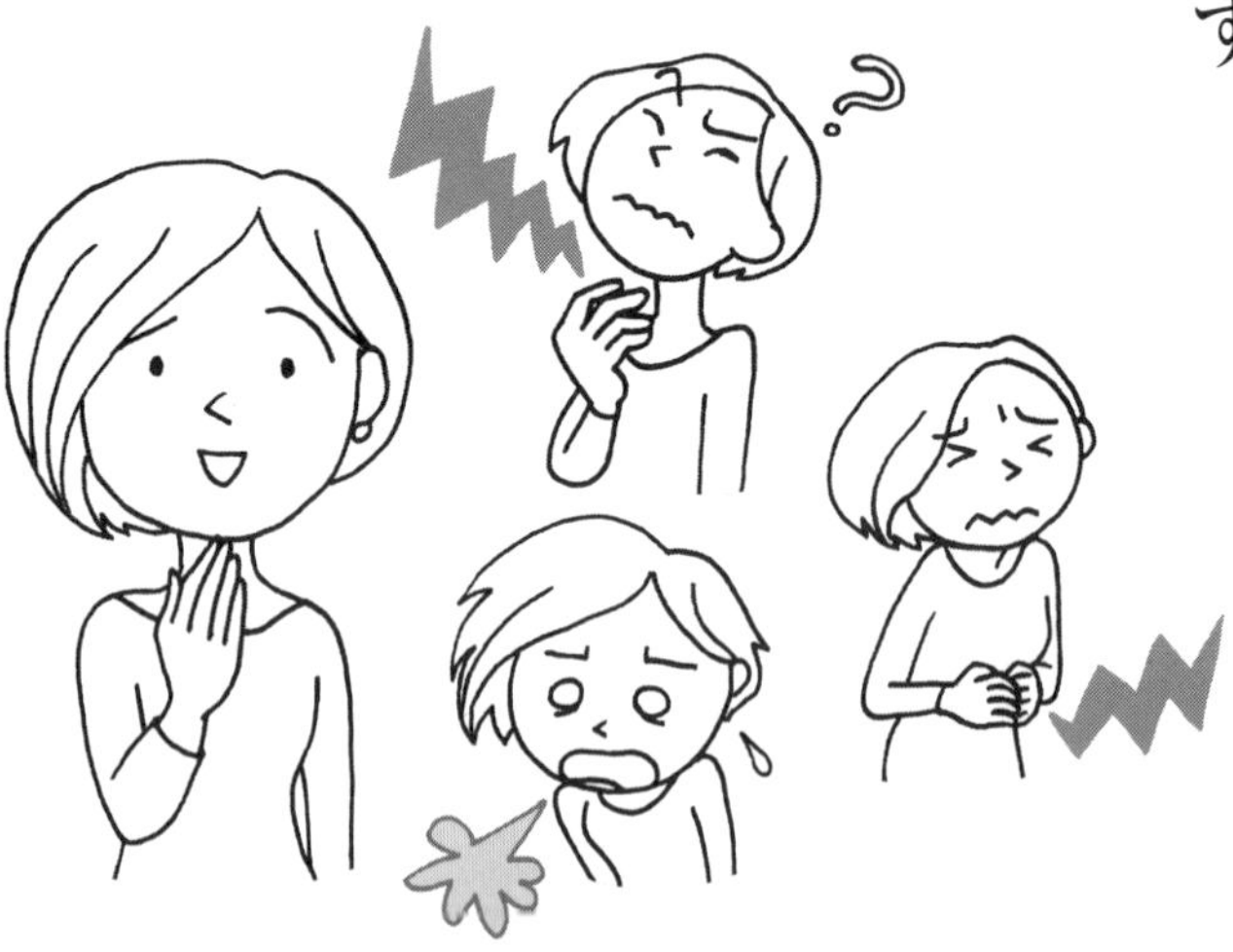

Bさん（57歳男性・自営業）

40歳を過ぎてから、**胃もたれ、食欲不振、胸やけなどの症状**が出てきました。それに加えて**倦怠感**《けんたいかん》**がひどく**なり、まったく食事ができなくなったために病院に行きました。鼻から胃カメラを入れて診察してもらったところ、「逆流性食道炎」と診断され、薬が処方されました。タケプロンという薬でしたが、**飲み始めて数週間で効果が表れ、症状が治まりました。**食欲も回復し、仕事もできるようになりました。

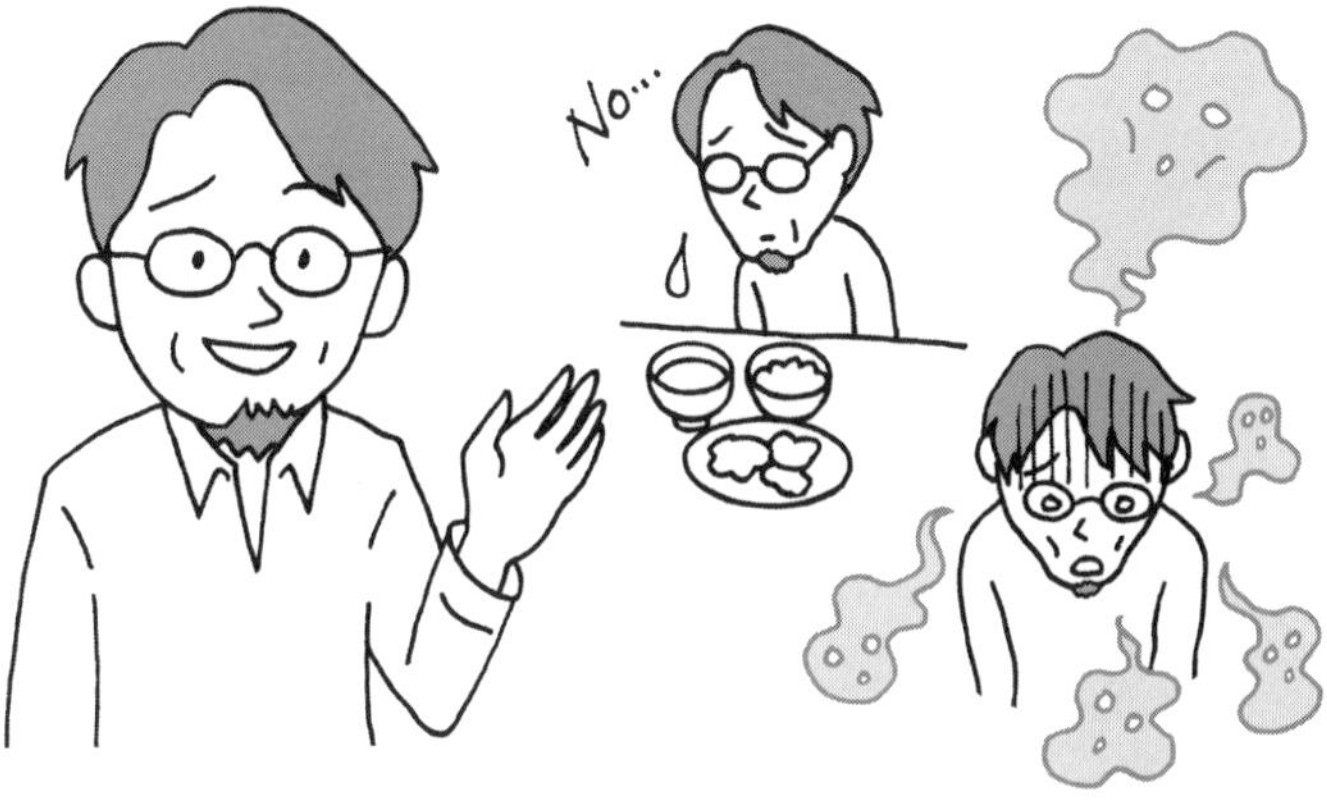

でも安心してください。
治す方法はそんなにむずかしくありません。
この本ではその方法を
わかりやすく紹介していきます。

私は東京都千代田区にある四谷メディカルキューブというクリニックに勤務している外科医師です。

「あれ？　逆流性食道炎は内科の病気では？」と思った人もいるかもしれませんが、この病気には薬が効かない患者さんが一定数いて、その人たちの多くが手術で治っているのです。**私はこれまでに、その手術を500例ほど手掛けてきました。**これは日本で一、二を争う数でしょう。

この手術をたくさんやってきたから、私はこの病気のことがよくわかっています。ごく軽い症状から、ふつうの生活が困難な重い症状まで対応できるように、この本でみなさんに的確なアドバイスができればと願っています。

それでは、ここから読み進めていってください。

みなさんが最も気になるところから読めるように、本書はQ&A形式になっています。

逆流性食道炎の方にも、関連する病気の方にも参考になる内容ですので、どうぞお手元に置いて活用してください。

なお、本書では「非びらん性胃食道逆流症」も含めて「逆流性食道炎」と表記しました。「逆流性食道炎」と「非びらん性胃食道逆流症」を合わせて「胃食道逆流症」と呼ぶのが正しいのですが、わかりやすくするために「逆流性食道炎」に統一しています。

逆流性食道炎は、我慢する病気ではありません。

一日でも早く、元気な体を取り戻してください。

第1章 自分の症状について聞きたいこと

第2章 自分でできることで聞きたいこと

第3章 診察や治療について聞きたいこと

第4章

逆流性食道炎について聞きたいこと

第1章

自分の症状について聞きたいこと

Q 逆流性食道炎とは、どんな病気ですか？

テレビなどのおかげで「逆流性食道炎」という病名がよく知られるようになりました。しかし、そこには少し誤解があります。

「逆流性食道炎」は、**胸やけ、胃もたれなど胃液の逆流によって起きる病気の「一部」だ**ということです。

「逆流」というインパクトのある言葉がマスコミ受けするために、この病名ばかりが有名になってしまったわけです。

実際に、私のクリニックに来る患者さんの大半が「私は逆流性食道炎でしょうか？」「逆流性食道炎がひどいのですが」などと最初に言います。

しかし、まず読者の方には、病名を表す用語を正しく理解していただきたいと思います。

胃液など胃内容物の逆流によって起こるわずらわしい症状のすべてが逆流性食道炎なのではなく、**このような症状を起こす病気を総称して「胃食道逆流症（GERD＝ガード）」といいます。**

そのうち食道粘膜が炎症を起こして「びらん」や「潰瘍」があるものを「逆流性食道炎」（食道に炎症が起きている状態）と呼び、「びらん」や「潰瘍」のないものは「非びらん性胃食道逆流症（ＮＥＲＤ＝ナード）」と呼んで区別しています。

逆流性食道炎と非びらん性胃食道逆流症の患者さんの割合は、大まかにいって4対6です。つまり、「私は逆流性食道炎では？」と言ってくる患者さんの半分以上は逆流性食道炎ではなく、非びらん性胃食道逆流症ということになります。どうかこのことを頭の片隅に置いておいてください。

左ページの図は、胃食道逆流症と逆流性食道炎、非びらん性胃食道逆流症の関係をわかりやすく示したものです。右の円が**食道粘膜が炎症を起こして損傷している患者さんを表していますが、この円が逆流性食道炎です。**

左の円は胸やけなどの自覚症状がある患者さんです。右の円と重なった部分が症状のある逆流性食道炎の患者さんです。重なってない部分は症状のない逆流性食道炎の人です。

左の円の残りの部分が、症状があるのに逆流性食道炎でない人、すなわち非びらん性胃食道逆流症の人です。そして２つの円を合わせた全体が、胃食道逆流症の患者さんということです。

ただし、本書ではみなさんに理解してもらいやすくするため、これらすべてをあえて「逆流性食道炎」と呼びます。ご理解ください。

逆流性食道炎と胃食道逆流症の関係

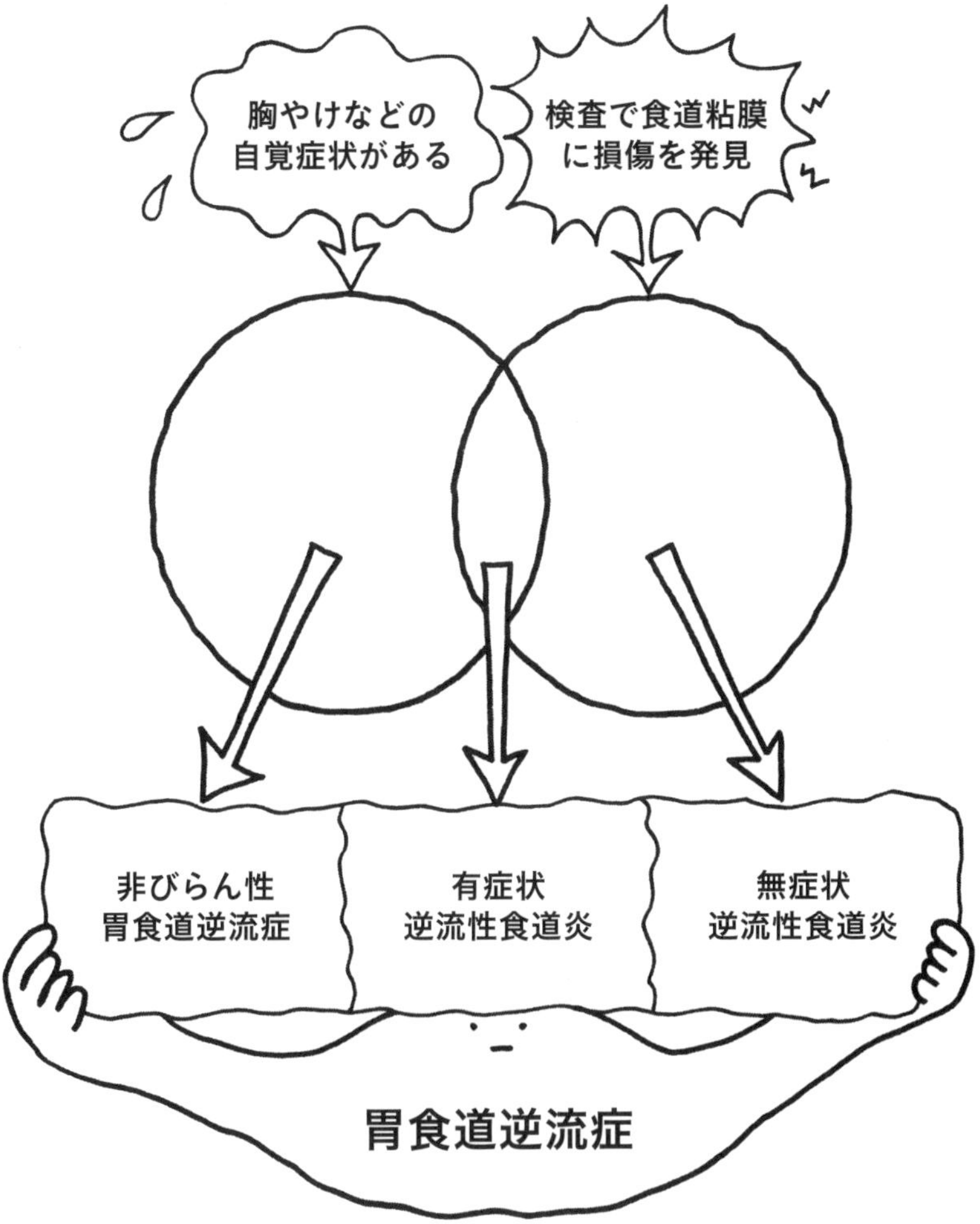

Q 逆流性食道炎には、どんな症状があるのですか？

逆流性食道炎の症状についてご説明します。

〈定型症状〉

・胸やけ

じりじりと胸が焼けるような感じがする。胸が熱い、胸が重いなど。

・呑酸《どんさん》

酸っぱいものがおなかからこみ上げてくる。実際に胃液などを吐いてしまう。

〈非定型症状〉

・上腹部が痛い
・胃がもたれる
・おなかが張ったような感じがする
・食べるとすぐにおなかがいっぱいになってしまう
・吐き気が強い
・なんとなく食欲がない

〈食道外症状〉
・喉の違和感
ピンポン球が喉に詰まったような感じがする。食べ物がいつも喉にあるような感覚。喉がいつもイガイガ、ヒリヒリする。
・しつこい咳が止まらない
・耳痛

・歯の異常

胃酸にさらされることで歯が溶けてしまう。

・胸痛

喉の違和感だと耳鼻咽喉科に、咳だと呼吸器科に、胸の痛みでは循環器科に行く人が多いのですが、そこで逆流性食道炎が疑われないと、別の病気と診断されてしまうかもしれません。

逆流性食道炎を専門にしていない病院にかかり、**症状が改善しない場合は、逆流性食道炎を疑ってみる必要があるかもしれません。**

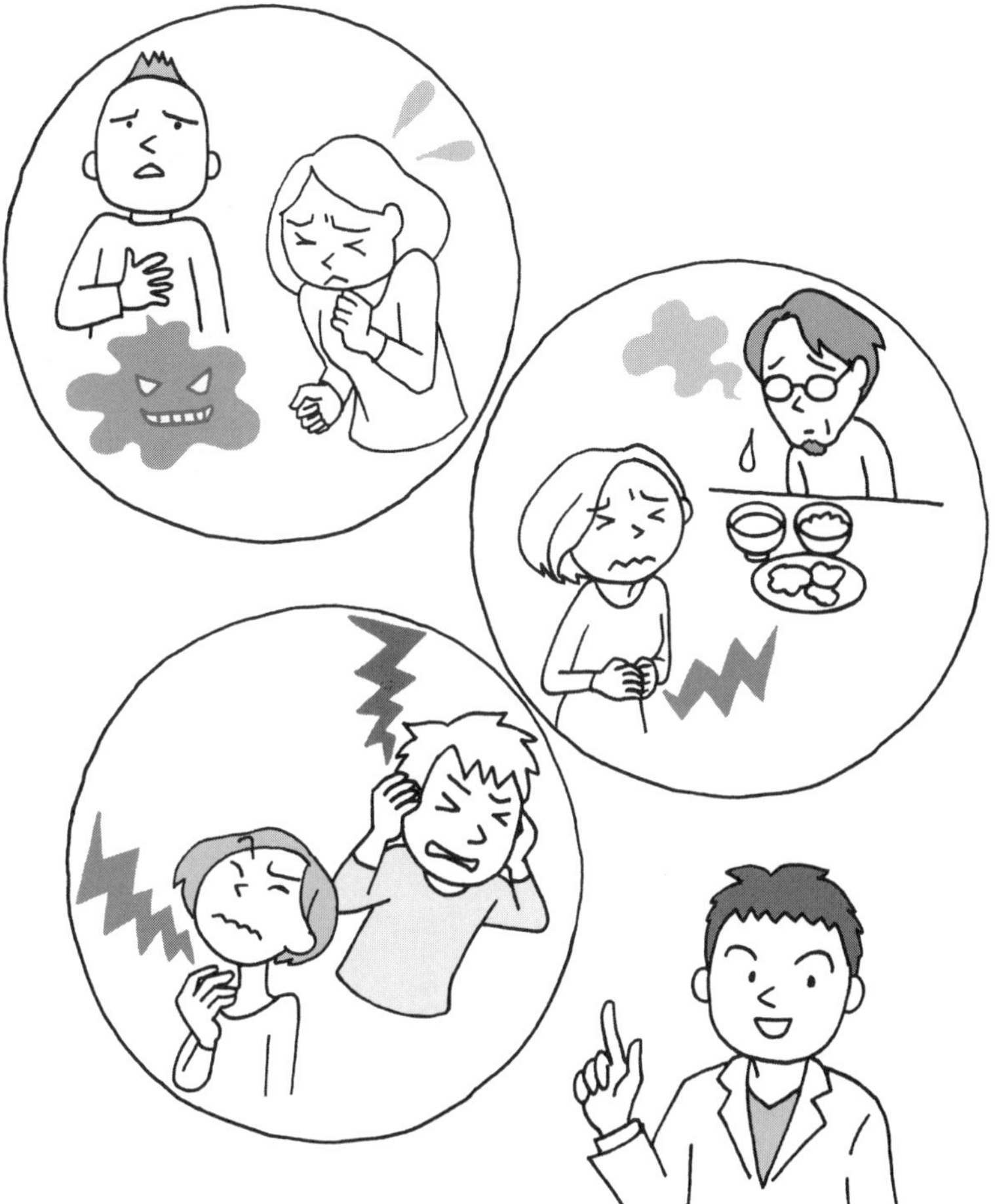

Q 逆流性食道炎かどうかを自分で確かめる方法はありますか？

胃カメラを飲まないと、逆流性食道炎かどうか（食道粘膜に炎症が起こっているかどうか）の正確な診断はできません。しかし、**逆流性食道炎の可能性があるかどうかは、自分である程度確認することができます。**

典型的な症状は次のようなものです。

・胸やけ（胸がジリジリする、胸がイガイガする、胸が焼けるように感じる、胸が熱い、胸が重いなど）が頻繁に起きる
・呑酸（＝酸っぱいものが上がってくる）が頻繁に起きる
・げっぷがよく出る

・食べ物が喉に詰まったような感じがよくある
・喉がイガイガ、ヒリヒリする
・しつこい咳がよく出る

こういった症状が日常的に多ければ、逆流性食道炎の可能性があります。右のような症状があり、それが我慢できなくなったら、ぜひ医師の診察を受けましょう。市販薬などで我慢するより、もっと楽になるはずです。

Q げっぷがよく出ます。逆流性食道炎なのでしょうか？

げっぷは逆流性食道炎の症状のひとつではありますが、げっぷが出るからといって、必ずしも異常ではありません。

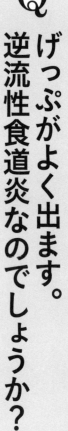

げっぷは、胃の中に溜まったガスや空気が逆流して口から排出される現象です。げっぷの原因はいろいろあり、たとえば炭酸飲料を飲むと胃の中で炭酸ガスが発生するため、げっぷが出やすくなります。

また、食後にげっぷが出るのは、食べ物と一緒に空気を飲みこんでいるからです。たとえば、食べ物と一緒に大量の空気を飲みこんでしまう「呑気症《どんきしょう》」という病気の場合も、げっぷがたくさん出ます。

げっぷと一緒に胃液が上がってくるように感じられるなら、逆流性食道炎の可能性があります。げっぷに胃液の酸っぱい臭いが混じっているなら、医師の診察を受けたほうがいいでしょう。

Q 胸が痛いのですが、逆流性食道炎でしょうか？

逆流性食道炎の症状のひとつとして、「胸が痛い」というものもありますが、ほかの病気である可能性もあります。

特に心臓の病気（狭心症、心筋梗塞など）でも胸が痛くなりますから、すぐに病院に行ったほうが安全です。

肺の病気でも、胸が痛くなることがあります。気胸、肺炎、肺がん、肺塞栓症《はいそくせんしょう》などの場合、命に関わる可能性があります。

そのほか、胸の筋肉が筋肉痛を起こしていたり、肋骨が折れていたり、過換気症候群を起こしていても胸が痛くなることがあります。

とにかく、**命に関わる病気かもしれないと考えて、医師の診察を受けるべきでしょう。**

胸の痛みの原因が逆流性食道炎であるような患者さんは、たいてい先に循環器内科や呼吸器内科を受診されています。

検査の結果、心臓や肺に異常が見つからず、その次の犯人探しで逆流性食道炎が見つかるケースが多いのです。

逆流性食道炎の症状は多彩です。もし病院で「原因不明」と言われた症状があったら、逆流性食道炎の可能性も考えてみてください。

Q しつこい咳が止まりません。逆流性食道炎でしょうか？

「しつこい咳が続く」のは、逆流性食道炎の症状のひとつでもありますが、ほかの病気の可能性も考えられます。

逆流性食道炎で咳が続くのは、逆流した胃液が喉を刺激するからです。胃液の逆流が続くかぎり喉の刺激が止まらず、咳が続くことになります。

咳といってもいろいろな種類があります。

まず大きく分けて、乾いた咳と湿った咳があります。

乾いた咳は風邪の咳に代表されるもので、「コンコン」と表現されます。これは

上気道の炎症によるものが多く、逆流性食道炎による咳もここに分類されます。

湿った咳は「ゴホンゴホン」と表現され、痰《たん》がからんだ感じがします。下気道の病気であることが多く、気管支炎や肺炎などの咳がこちらです。

長期間続く咳の原因としては、副鼻腔気管支症候群、咳喘息《ぜんそく》、アトピーが多くを占めていて、逆流性食道炎はその次くらいの順位になります。

素人判断でどの病気かを見極めるのはむずかしいので、何日も咳が続くのであれば医師の診断を受けましょう。

Q しゃっくりが止まらないことがよくあります。逆流性食道炎ですか？

しゃっくりは横隔膜など呼吸に関係する筋肉がけいれんすることで起こります。胃食道逆流症（逆流性食道炎と非びらん性胃食道逆流症）の症状のひとつとして、しゃっくりがなかなか止まらないというものがあります。

また、**しゃっくりのようなげっぷが食後にたくさん出て、それをしゃっくりと思っているケースもあります。これも胃食道逆流症の症状のひとつです。**

しゃっくりの止め方については、古くからさまざまな方法が知られています。

・水を飲む（コップの向こう側から飲む、少しずつ何口かに分けて飲むなど）

・舌を引っ張る（ハンカチなどで両手でつかみ、前方に30秒くらい）
・耳の穴に指を入れて強く押す
・氷を口に含み、舌で上あごに押しつける
・紙袋などを使って自分の吐いた息を吸う

これらを試しても止まらない場合は、胃食道逆流症にかぎらず、別の病気が隠れている可能性もあります。いちど医師の診察を受けることをおすすめします。

Q 逆流性食道炎と間違えやすい病気はありますか？

世の中に逆流性食道炎という病名が広く知られるようになってから、自己判断で「私は逆流性食道炎です」と言って来院される患者さんが多くなりました。

しかし、そのすべてが逆流性食道炎ではなく、実はほかの似た症状の病気の可能性もあります。やはり正確な病名を知るためには、医師の診察を受けたほうがいいでしょう。

逆流性食道炎と似た症状で、勘違いしそうな病気の筆頭は、非びらん性胃食道逆流症です。両方を合わせて胃食道逆流症という病気になるわけですが、後者は症状があるのに食道の炎症が見つからないものです。

逆流性食道炎とはまったく異なる病気なのに、**よく間違えられるのがアカラシアです。**これは若い女性が多くかかるもので、胃と食道の間にある下部食道括約筋が締まりすぎて食べ物が落ちていかない病気です。

食べ物が胃に落ちていかないので食べても吐いてしまいます。よく吐くから逆流性食道炎だと思い込んでしまうわけです。

同じように、**食べ物が喉につかえる症状の病気で深刻なのが、食道がんです。**自覚症状が出てからでは手遅れのこともあり、命に関わります。逆流性食道炎を放置していると食道がんに進んでしまうリスクもあり、定期的に胃カメラで検査することで早期発見が可能になります。

Q 逆流性食道炎になると骨が弱くなるというのは本当ですか？

これは逆で、骨粗鬆《そしょう》症で背骨が曲がると、逆流性食道炎にかかりやすくなります。

骨粗鬆症とは、骨密度の低下により骨がもろくなり、骨折しやすくなる病気です。加齢や生活習慣病、運動不足などで病気が進むことが知られています。

骨粗鬆症による骨折は寝たきり状態に直結するので怖いですが、骨折を起こさなくても骨が変形することで、いろいろな不具合が起きてきます。

背骨が曲がって猫背になると、腹圧が上がるため胃液の逆流が起きやすくなります。

骨粗鬆症を防ぐには、バランスの取れた食事と運動をすることです。カルシウムとビタミンDの不足に気をつけ、ウォーキングなどの毎日の運動を欠かさないようにしましょう。

Q 糖尿病だと逆流性食道炎になりやすいというのは本当ですか？

どちらも生活習慣によって発症しやすい病気で、肥満や暴飲暴食が病気を悪化させるところも共通しています。そのため、実際に糖尿病を持っている逆流性食道炎の患者さんはとても多くなっています。

さらに、**糖尿病の治療がうまくいっておらず、血糖コントロールの悪い人は、逆流性食道炎を起こしやすい**という報告もあります。血糖コントロールの不良による自律神経障害や唾液の分泌量低下による胃酸中和不足などが原因ではないかといわれています。

逆流性食道炎はすぐに命に関わる病気ではありませんが、糖尿病は脳梗塞や心筋梗塞、腎障害、糖尿病性網膜症、壊疽《えそ》といった恐ろしい病気を誘発します。逆流性食道炎と糖尿病を両方持っている人は、とにかく逆流性食道炎の症状を抑えながら、血糖コントロールに全力を注ぐべきです。

Q 生活習慣病など、ほかの病気との関連性はありますか？

あります。まず、逆流性食道炎の原因のひとつに肥満があります。ご存じのように、肥満は糖尿病や高血圧、高脂血症などの生活習慣病の原因になります。

また、過度の飲酒や食べ過ぎ、高脂肪分の食事は、逆流性食道炎を悪化させますが、それらもやはり糖尿病などの原因になります。

逆流性食道炎が最近増加してきた理由に、食生活の欧米化がありますが、これもそのままほかの生活習慣病にも当てはまります。

また、睡眠時無呼吸症候群が糖尿病や高血圧を悪化させるといわれていますが、睡眠不足もこの病気と関連しています。つまり、生活習慣病はそれぞれ互いに関連しているというわけです。

ご自身の生活習慣が、逆流性食道炎やほかの生活習慣病を明らかに誘発していると思われたら、まずはその生活習慣を正すところから始めてみましょう。いろいろな薬を飲むよりも、そのほうが経済的ですし、効果的です。

Q 父が逆流性食道炎です。この病気は遺伝するのでしょうか？

逆流性食道炎になる原因が遺伝しやすいという話もありますが、**親がこの病気だからといって、必ずしも子どももも発症するわけではありません。**遺伝子の病気ではありませんが、生活習慣など、親子で環境要因が似るので、「リスクが増す」というだけです。その意味では、近視や糖尿病と同じです。

発症を抑えるためには、まず生活習慣に気をつけることです。規則正しい生活をして適度な運動を行い、食べ過ぎを抑えて肥満にならないようにします。食事では胃液の分泌を促すような脂っこいメニューを避け、過度の刺激物も控えるようにします。また、食べたら2時間は横にならないようにしましょう。

郵 便 は が き

切手を
お貼りください

105-0003

（受取人）
東京都港区西新橋2-23-1
３東洋海事ビル
（株）アスコム

それ全部、
逆流性食道炎です。

読者　係

本書をお買いあげ頂き、誠にありがとうございました。お手数ですが、今後の出版の参考のため各項目にご記入のうえ、弊社までご返送ください。

お名前	男・女	才
ご住所　〒		
Tel	E-mail	
この本の満足度は何％ですか？		％
今後、著者や新刊に関する情報、新企画へのアンケート、セミナーのご案内などを郵送またはE-mailにて送付させていただいてもよろしいでしょうか？ □はい　□いいえ		

返送いただいた方の中から**抽選で３名**の方に
図書カード3000円分をプレゼントさせていただきます。

当選の発表はプレゼント商品の発送をもって代えさせていただきます。
※ご記入いただいた個人情報はプレゼントの発送以外に利用することはありません。
※本書へのご意見・ご感想およびその要旨に関しては、本書の広告などに文面を掲載させていただく場合がございます。

●本書へのご意見・ご感想をお聞かせください。

ご協力ありがとうございました。

日常生活では腹圧の高くなる服装（ベルトや帯で締めつける）を避け、前かがみの姿勢が長時間続かないように気をつけます。ストレスもこの病気の原因になるので、ストレスを溜めないようにリラックスして毎日を過ごしましょう。

お父様の苦しんでいる様子を見て、自分もそうなるのではと心配されるお気持ちはよくわかります。しかし、**この病気は日本人の3人から4人に1人がかかるものですから、特別な病気ではありません。**

逆流性食道炎がただちに命に関わるということはないのですが、ほかの病気が隠れていたり、深刻な病気に発展する可能性はありますから、定期的に検診でチェックしておいたほうが安心でしょう。

Q 逆流性食道炎が食道がんになることはありませんか？

あります。

まず**バレット食道（次項で説明します）が見つかった人は、それがロングバレットであればがん化するリスクがある**ため、定期的な検査が必要になります。

バレット食道でなくても、食道粘膜の炎症がひどい場合は、やはりがんのリスクがあります。市販薬を飲んで症状を抑えるだけではなく、定期的に胃カメラによる検査を受けましょう。

食道がんは初期は自覚症状がなく、自分で発見するのがむずかしい病気です。**食**

べ物がつかえるという症状でがんが発見された段階では、がんがかなり進行しているケースがあります。

逆流性食道炎を含む胃食道逆流症は、胃液の逆流による誤嚥《ごえん》性肺炎を除けば、それ単体ではすぐ命に関わる病気ではありません。

逆にいえば、症状さえなんとか抑えれば、生活を続けられる病気です。だからこそ、食道がんが隠れていて手遅れになることだけは防がなければなりません。

食道がんの診断は比較的容易で、胃カメラを飲むだけです。検査を受けて、安心しておくのがいいでしょう。

Q 「バレット食道」とは何ですか？

頻繁な胃液の逆流により、**食道粘膜が変質し、胃の粘膜と同じようなもの（円柱上皮といいます）に置き換わった状態**をいいます。

病変が3センチ未満のものをショートバレット（SSBE）、それ以上のものをロングバレット（LSBE）といい、**ロングバレットは食道がんのリスク因子として知られています。**

日本人にはショートバレットが多く、欧米人にはロングバレットが多いといわれます。ただ、人間ドックなどではその区別をせずに、ただ「バレット食道」と所見に書かれるため、それだけでは放置しておいていいものかどうかがわかりません。

バレット食道と知らされたら、いちど専門医の診察を受けましょう。

ショートバレットで逆流性食道炎の症状がひどくなければ、定期的に経過観察をするくらいで大丈夫でしょう。ロングバレットの場合は、医師とよく相談する必要があります。

Q 誤嚥性肺炎になりやすいと聞きました。本当ですか？

その通りです。**高齢者が逆流した胃液を誤嚥して肺炎になる**ことがままあります。

誤嚥は高齢者や神経疾患を抱えている人に多く起こるもので、食べ物や飲み物が誤って気管に入ることをいいます。

逆流性食道炎がひどくなり、横になるだけで胃液が口まで戻ってくるような人は、それが誤嚥で気管に入ると、ものすごい咳や痛みで苦しみます。強酸性の胃酸が喉や気管を強く刺激するからです。

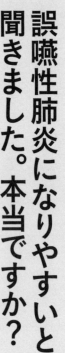

たかが咳と思うかもしれませんが、**激しい咳で肋骨を折ることさえあります。**私もそういう患者さんをたくさん診ています。

そして胃液が肺に入ると、誤嚥性肺炎を起こします。高齢者の場合、自分で肺炎を起こしていることはなかなか気づきにくいので、まわりの人が誤嚥に気づいたら、レントゲン検査をすすめてください。

胃液の誤嚥をよく起こす場合は、手術で逆流を止めるのが一番確実な方法です。

Q ピロリ菌と関係がありますか？

あります。胃がんのリスクを減らすために**ピロリ菌を除菌したら、逆流性食道炎の症状がひどくなったという人がいます。**

ピロリ菌に感染している人は、感染していない人に比べて5倍の胃がん発症リスクがあり、さらに過去にピロリ菌の感染歴がある人だと、それが約10倍になるとわかっています。（厚生労働省研究班　２００６年）

そのためピロリ菌の除菌に健康保険が適用されるようになり、今では検査で見つかるとすぐに除菌をすすめられるのが通常です。

ところが、ピロリ菌は胃粘膜を萎縮させ、胃酸分泌を減らすため、除菌することで胃酸分泌が活発になり、逆流性食道炎の症状があらわれる人が出てきました。特に食道裂孔ヘルニアのある患者さんにおいて、その確率が高くなるようです。

ピロリ菌を除菌すると、逆流性食道炎の症状が出るかもしれないということは、知識として持っておいていただきたいと思います。

Q 人間ドックで逆流性食道炎と言われました。通院しなければダメですか？

必ずしも通院の必要はないかもしれませんが、いちどは診察を受けてください。

胃カメラで食道に炎症があることが確認されると、「逆流性食道炎」と診断されます。その際に、胸やけなどの症状があるかどうかは問われません。**逆流性食道炎は胃カメラによる観察でのみ診断できる病気だからです。**

いざ自分が病気と診断されると、ショックなものです。できれば「なかったこと」「ささいな問題」にしてしまいたい気持ちはよくわかります。

しかし、病気は病気です。何も対処をしないのはよくありません。長いこと放置しているうちに、もっと深刻な病気になってしまう可能性もあるのですから。

多くの人が「病院に行く＝通院する。薬と縁が切れなくなる」と思っているようですが、それは違います。

病院に行って診察を受けるのは、自分の体の状態を正確に知るためであり、治療のひとつの方法が通院であり、投薬なのです。だから**病院に行ったら必ず通院を求められるものではなく、薬と縁が切れなくなるわけでもありません。**

まずは消化器内科のある病院に行き、「人間ドックで診断された」と伝えましょう。おそらくもういちど胃カメラを飲むことになりますが、症状に応じた治療の方針が示されるはずです。

Q 妊娠して逆流性食道炎になりました。出産したら治りますか？

妊娠で逆流性食道炎を発症した場合、多くの方が出産後に改善しますが、なかには出産後も症状が続く場合があります。また、妊娠を契機に逆流性食道炎が悪化するといったケースもあります。

妊婦の場合、胃液の逆流による吐き気や不快感がつわりと区別がつきにくく、逆流性食道炎であることがなかなか判明しないケースもあります。

しかし、**妊娠した女性はこの病気を発症しやすい**のです。

妊娠中は女性ホルモンの一種であるプロゲステロンの分泌が活発になりますが、

このホルモンは胃と食道のつなぎ目にある下部食道括約筋を緩ませるため、胃液が逆流しやすくなります。また、赤ちゃんが大きくなるにつれて腹圧が上がります。子宮によって胃が圧迫されるため、胃液が逆流しやすくなります。

したがって、出産すれば逆流性食道炎は治まるはずです。実際、多くの妊婦さんが出産を機に症状がなくなったといっています。

しかし、出産後も逆流性食道炎が続く人がいます。

その理由は、出産後も体重があまり減らず、肥満になっていること。また、育児のために前かがみで重い物を持つことが多くなることも理由になります。食事が不規則になりやすいことも症状の悪化につながります。

Q 逆流性食道炎は、病院に行かなければ治りませんか？

症状から逆流性食道炎が疑われ、胃カメラの検査で診断が確定すると、逆流性食道炎と診断されます。

食道粘膜に炎症が認められれば、この病気といえるのです。

「あるか、ないか」の判定なので、「逆流性食道炎と言われたが、実は違った」ということは原則的にありません。

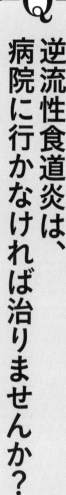

食道に炎症があるということは、たびたび逆流が起きていて、胃内容物が食道粘膜を侵しているということです。

ただし、だからといってその患者さんが全員胸やけなどの症状で苦しんでいるということではありません。**食道に炎症があっても、自覚症状のない人が一定数います。**

症状のない人にとって、病院に通うのは苦痛でしょう。でも、炎症を放置しておくのはあまりおすすめできません。炎症が続いた結果、食道粘膜が変化して胃の粘膜と同じような構造になる「バレット食道」という状態に進むことがあります。

そして、バレット食道は食道がんのリスクであることが知られています。

症状がなく、**炎症がごく軽い場合は、薬を使わずに生活習慣の改善で治療することがほとんどです。**また、**薬も「症状に応じて飲む」といった服用方法があります。**

ですから、逆流性食道炎と診断されたら、少なくともいちどは医師とよく話し合ってみてください。最終的にそのほうがご自分のためになります。

第2章

自分でできることで聞きたいこと

Q 食後胸やけがひどく、胃液が上がってきます。どうすればいいですか？

食事をしたあとに胸やけがする、酸っぱいものがこみ上げてくるといった不快感は、胃から胃液が逆流して、食道に上がってくるために起こります。それが**「食べ過ぎたときだけ起きる」**とか、**「お酒を飲みすぎたときだけ起きる」のであれば、すぐに病院に行かなくても、対処できるかもしれません。**

市販の胃薬で胃酸の分泌を抑えたり、水などを飲んで胃液を薄めたりする方法がよく知られています。「牛乳を飲むと楽になる」とおっしゃる患者さんもいます。

同時に、ベルトや帯をゆるめて腹圧を上げないようにすることで、症状をある程度抑えられます。

また、**胃の中に食べ物が入っている状態で横になるのは避けましょう。**食後少なくとも2時間は横にならない生活習慣をつけましょう。

炭酸飲料を飲むのは逆効果です。ビールやコーラ、炭酸水などは胃で発泡して胃の圧力を上げるので、胃液の逆流を助長してしまいます。「すっきりするから」と飲みたがる人がいますが、注意しましょう。

この症状が「たまに」「ときどき」の頻度であればあまり心配はいりませんが、**症状が頻繁に起きる、毎日のように起きるというのであれば、念のため医師の診察を受けることをおすすめします。**

Q 朝起きたときに胃がムカムカします。どうすれば治りますか？

朝起きたときの胸やけ、口が酸っぱい感じ、喉の不快感、呑酸（酸っぱいものがこみ上げてくる感じ）は、寝ている間に胃液が食道まで上がってきているために起こることが多いようです。私のクリニックに来る患者さんたちは、胃薬を飲んだり、水や牛乳を飲んだり、ガムを噛んだりして対処しています。

症状が出ないようにする方法としては、夕食を腹八分目にする、食べてから2時間は横にならない、おなかを締めつけない服装で寝るといったことがあります。

そのほかに、**寝る姿勢を変えるという方法もあります。**背中に座布団を敷くなどして上体を少し起こして寝たり、左側を下にして寝ると効果があるようです。うつ伏せ寝はおすすめできません。

日常生活では、腹圧を低くする（前かがみで重い物を持たない、ベルトをきつく締めない、肥満があれば痩せる努力をする）、**適度な運動を心がける、脂っこい食事をなるべく避ける、刺激物をとりすぎない、不規則な生活を避ける、ストレスを溜めない**などを心がけましょう。

気をつけているのに朝のムカムカが治まらない場合は、逆流性食道炎などの病気の可能性があります。いちどお医者さんに診てもらうといいでしょう。

Q お酒を飲んだ翌日、胃液がこみ上げてきます。いい対処法はありますか？

まず対処法をご紹介します。胃薬を飲んで安静にする、水や牛乳などを適量飲む、食後すぐに横にならないで、おなかを締めつけないようにする。前かがみにならない、重い物を持たないなどです。ひどい症状でなければ、午後には治まるでしょう。食事は消化のいい軽いものにしておきましょう。

ところで、**お酒を飲まなければ症状が出ないのであれば、どんなお酒を、どのくらい飲むとそうなるのかを確かめておきましょう。**お酒の種類と量によって症状の出方が違うなら、自分で予防できるようになります。

お酒は種類によってpH（ペーハー＝酸性・アルカリ性の度合い）が大きく違います。酸性の強いお酒のほうが症状を助長するようです。酸性の強い順に並べると、梅酒や缶チューハイ、ワインがやや強く、ビール、焼酎、日本酒がそれに続きます。**ウイスキーは比較的弱い酸性です。**

また、**炭酸は胃液の逆流を促しますから、炭酸を含むお酒は避けましょう。**

お酒を飲むときのつまみにも注意してください。一般的にお酒のつまみは脂っこく、味つけが濃く、刺激物が多いものです。それらは胃液の分泌を活発にするので、症状を出やすくします。

まとめると、胃液の逆流を防ぐには、お酒を飲むのであれば、あっさりした和食系のつまみで、ウイスキーの水割りなどを適量楽しむのがよさそうです。

Q 寝ているとき胃液を戻すことがあります。どうやって寝ればいいでしょうか？

私の患者さんで、横になると胃液を戻すため、座って寝ているという方がいます。特にお年寄りになると寝ている間に胃液を戻し、それが気管に入って誤嚥性肺炎を起こす危険があるので要注意です。そこまでいかなくても、胃液は強酸性ですから、気管に入るとものすごい刺激となり、苦しむことになります。

胃液を戻さないためには、**上半身を高くして寝ることです。布団の下に座布団などを入れて、少し角度をつけるだけでも効果があります。**病院のベッドのように上体の角度を無段階で変えられるのなら、安眠できる角度を探して寝るようにしましょう。

上半身を高くすると寝られないという人は、**枕を高くするだけでも効果があります。**やや固めの高さのある枕に変えるだけで、胃液が口まで戻りにくくなります。いつもの枕でないと寝られない人は、枕の下に薄いクッションなどを入れてみましょう。

また、**寝る姿勢は左側を下にするようにします。**右側を下にすると胃と食道の間にあるゲートである下部食道括約筋の圧が低下して、逆流を起こしやすくなるといわれています。

Q ひどい胸やけによく効く市販薬はありますか？

胃液の逆流による胸やけをやわらげる薬には、主に3つのタイプがあります。

・胃粘膜保護剤
・H2ブロッカー
・PPI（プロトンポンプ阻害薬）

このうち胃粘膜保護剤と一部のH2ブロッカーはドラッグストアで購入できます。

胃粘膜保護剤は昔からある胃薬で、多くのご家庭でひとつくらいは常備されている薬です。パンシロン01《ゼロワン》、パンシロン01《ゼロワン》プラス、セルベール、液キャベコーワ、第一三共胃腸薬プラスといった商品がよく知られています。**胃粘膜保護剤は即効性がありますが、長時間の効果はなく、2時間くらいで作用が消えます。**

H2ブロッカーは、胃酸の分泌を抑え、胃液の量を少なくします。市販薬ではガスター10が有名です。H2ブロッカーは**胃粘膜保護剤に比べて即効性は劣りますが、より長時間効き目が持続します。**

PPIは、H2ブロッカーとは異なるメカニズムで胃酸の分泌を抑えます。一般的にはH2ブロッカーよりもよく効きますが、こちらは処方薬であり、医師の処方箋がないと購入することができません。

Q 胸やけしないような食事にはどんなものがありますか？

胸やけや胃もたれを防ぐ食事メニューとは、ひとことで言えば「消化のよいもの」です。消化のよくない食べ物は胃の中にとどまる時間が長くなり、それだけ分泌する胃液の量が増えて、胸やけや胃もたれが起きやすくなります。

消化のよい食べ物とは、食物繊維や脂肪分が少なく、柔らかいものです。例を挙げるなら野菜の煮物、白身魚、鶏ささみ、豆腐、納豆、ヨーグルト、食パン、お粥、うどんなど。

食物繊維は、最近の健康ブームで「体によい」といわれていますが、胃での消化

はよくないので、胸やけ、胃もたれがあるときにはあまりとらないようにしましょう。同じく健康食の代表である生野菜のサラダも、温野菜にしたほうが胃にはやさしくなります。

アルコールは、食道の蠕動《ぜんどう》運動を低下させるなどして、胸やけや胃もたれを起こしやすくします。**症状があるときにはお酒は控えましょう。**どうしても飲む機会がある場合には、胃への刺激が少ない、薄めのウイスキーの水割りを選びましょう。

そして飲み物、食べ物の温度も重要です。熱すぎるもの、冷たすぎるものは胃に負担をかけてしまいます。目安として**70℃以上や10℃以下のものは控えましょう。**暑い夏に氷水をがぶ飲みするようなことも避けたほうがいいでしょう。

Q 日ごろから胃もたれします。食べてOKなもの、ダメなものは何ですか？

消化のよいものを適量食べる。これが教科書的な答えです。

しかし、食べないほうがよいものを全部ガマンして生活するのは大変です。私の患者さんたちも、「そんなに制限したら、食べるものがない」「生きる楽しみがなくなる」と悲鳴を上げています。この気持ちはよく理解できます。

そこで、まず「これを食べたらダメ」と禁じるのではなく、体調を意識しながら症状が起きないように、食べるものの種類と量をコントロールしてはいかがでしょうか。

胃もたれを起こしそうな食べ物とは消化のよくないもの、そして、脂っこいもの、刺激の強いもの、甘いものです。**食べるときは、ご自身の体調と相談しながら、あまり食べすぎないようにしましょう。**また、いくら消化のよいものでも大量に食べたら胃もたれします。

規則正しい生活、十分な睡眠、適度な運動、ストレスを溜めない考え方。そういったものを実現しながら、食生活の管理にも取り組んでいきましょう。

Q 胸やけしにくいお酒の飲み方はありますか？

胸やけしにくいお酒は、65ページで紹介したように中性に近いものがいいでしょう。蒸留酒の場合はストレートではなく、薄めの水割りにします。冷やしすぎると胃への刺激が強くなるので、**氷は少なめで。ウイスキーの水割りなどがいいでしょう。**

最近はウイスキーをハイボールで飲む人が増えていますが、炭酸は胃の圧力を高めて胃液の逆流をうながすので、胸やけのある人は避けましょう。

同様に、チューハイも炭酸が入っているものは選ばないようにします。**ウーロンハイなど炭酸の入っていないものがいいでしょう。**また、人によっては、甘い飲み物が胸やけを招くことがあるようです。

空腹時にいきなりお酒を飲むのも胃によくありません。すぐ乾杯する場合は、**アルコールの前に水や乳製品を飲んで胃粘膜を保護するようにします。**

つまみは消化のよいものを選び、脂っこいもの、味の強いもの、香辛料の刺激の強いものは避けます。

おすすめの飲み方は、とにかくゆっくり飲むこと。イッキ飲みなどは論外です。

Q 胸やけに効く体操やストレッチはありますか？

残念ながら、胸やけや胃もたれに即効性のある体操やストレッチはありません。

もちろん人によっては「これをするとラクになる」という運動があるかもしれませんし、それを否定はしません。けれども、「万人に効果のある運動はこれです」とご紹介できるものは、まだ見当たらないというのが現状です。

医学も科学の一分野です。「この病気には、これが効く」という仮説を確かめるにはエビデンス（科学的裏付け）が必要です。エビデンスがたくさん積み重なって定説となり、ようやく治療法として確立します。ですから、ひとりの患者さんの「これが効いた」という事実だけでは、一般化することはできません。

ただし、胸やけや胃もたれをしにくい体をつくるための運動はあります。

いわゆる**「猫背」の姿勢になると胸やけが起きやすくなりますが**、これを防いで正しい姿勢を保つような運動です。**ラジオ体操を毎日やるだけでも効果があるでしょう。**

「ラジオ体操を全部やるのは大変」と思う方は、とにかく猫背や前かがみの姿勢を直すことを心がけた運動を気がつくたびにやってみてください。

たとえば立った状態で両手を真上に高く伸ばし、かかとを浮かして思いきり背伸びをします。伸びたところで息を止め、数秒間保持してから息を吐いて元に戻します。これを何回か繰り返します。

次に腰に手を当ててゆっくり後ろに体を反らせます。急にやるとバランスを失ってよろけたり、倒れたりしますから、気をつけてゆっくりと。これも何回か繰り返します。

日常的に胸やけや胃もたれを起こす逆流性食道炎の原因のひとつに、横隔膜と呼ばれる筋肉の劣化があります。

食道は横隔膜を貫いて胃につながっているのですが、その隙間が大きくなってしまうと、「食道裂孔ヘルニア」と呼ばれる状態になります。

これを元に戻すために「横隔膜を鍛えればいいのでは？」と考える患者さんもいらっしゃいますが、効果のある運動は今のところありません。

猫背や前かがみの姿勢を直す体操

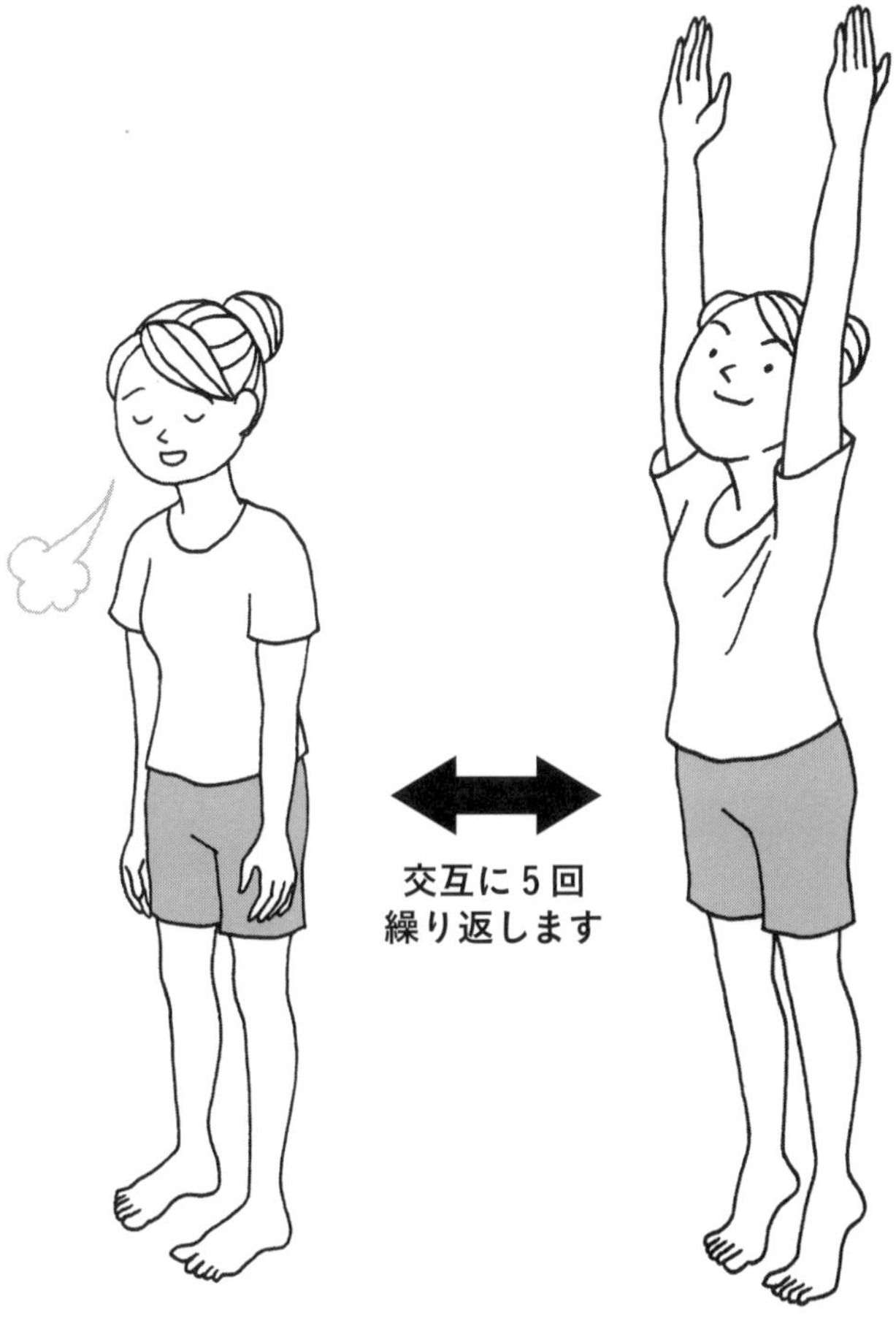

腕とかかとを下ろし、
息を吐いて
リラックスします

まっすぐ立って
腕を真上に伸ばし、
かかとを上げて背伸びをします

Q 姿勢や歩き方を変えれば、症状を抑えられますか？

とにかく背筋をピンと伸ばすこと。

逆流性食道炎は、腹圧が高くなると悪化します。前かがみの姿勢、重い物を持ち上げる、ウエストを締めつける服装、肥満など、腹圧を上げてしまう要素をひとつでも減らしましょう。

ふだんから前かがみになりがちな人は、**背筋を伸ばすだけで、かなり症状が改善するはずです。**

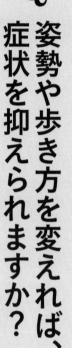

歩くときも、猫背になってしまっている人は、まずそこから改善しましょう。腰を伸ばし、頭が天からの糸で吊り下げられているようなイメージで、姿勢を保つよう意識してみてください。

せっかく姿勢や歩き方がよくなったのなら、毎日の軽い散歩やウォーキングをぜひ習慣にしてください。

運動には腹圧を下げる効果もありますし、逆流性食道炎の大きな原因である肥満の解消にもつながります。

また、外の空気を吸って歩くことでストレスの軽減も期待できます。

Q タバコは減らしたほうがいいのでしょうか？

ニコチンには胃の収縮力を低下させ、胃酸の分泌を高める作用があるといわれています。つまり、逆流性食道炎にとって**喫煙は病気を悪化させる原因のひとつといえます。**

また、逆流性食道炎を放置すると食道がんのリスクが高まります。喫煙は、そのリスクをさらに高めてしまいます。

さて、タバコの本数を減らせば逆流性食道炎の症状が治まるかどうかですが、すぐに効果が出る人と、なかなか出ない人がいるでしょう。それでも長い目でみれば、ほとんどの人に効果があるはずです。実際に、禁煙によって43％の人が胃食道逆流症の症状が軽減したという実験データもあります（大阪市立大学　２０１６年）。

逆流性食道炎に悩んでいる喫煙者は、まずは節煙、できれば禁煙を強くおすすめします。

Q 生活習慣を見直すことで胸やけや胃痛は治りますか？

答えはＹＥＳです。

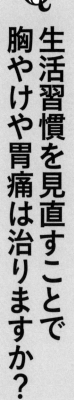

胸やけなどの症状のある患者さんに対する治療は、大きく分けて３つあります。

・生活習慣の改善
・投薬による治療
・手術による治療

これらの治療法を、症状の重さや患者さんの状態を見ながら組み合わせていきます。手術という手段はまだあまり知られていないのですが、投薬しても症状が治まらない場合に考慮する治療法です。

生活習慣の見直しは、次のポイントを指導して行います。

・腹部の圧迫を避ける（ベルトなどでおなかを締めつけない）
・寝るときはできるだけ上体を高くする
・早食い、大食いを避ける
・脂っこいものや刺激物は控える
・食後すぐに横にならないようにする
・アルコールやタバコは控えめにする
・肥満があれば解消する
・前かがみの姿勢をとらない
・重い物を持ち上げない
・便秘があれば解消する

Q 漢方や鍼治療で胃のトラブルは治せますか？

漢方も鍼《はり》治療も長い歴史の中で洗練されてきたものですから、「まったく効果がない」というものではないでしょう。

しかし、「効く」という人がいる一方で、「効かない」という人もいるため、医師としては「これで治せる」と言い切ることはできません。けれども、特に症状を緩和したいときに、役に立つことも少なくないと思われます。

逆流性食道炎に対して、よく用いられる漢方薬は、六君子湯《りっくんしとう》、半夏《はんげ》瀉心湯《しゃしんとう》、半夏《はんげ》厚朴湯《こうぼくとう》、茯苓飲《ぶくりょういん》、清熱解鬱湯《せいねつげうつとう》、生姜瀉心湯《しょうきょうしゃしんとう》、黄連湯《おうれんとう》、熊胆《ゆうたん》などです。試してみて、

自分の体質に合っていて、症状が軽減されることが実感できたら、続けてみてもいいでしょう。

逆流性食道炎に効くといわれるツボは、中指の手のひら側や腹部の上脘《じょうかん》、中脘《ちゅうかん》と呼ばれる部分などが有名です。中指のもみほぐしなどは自分でも手軽にできるので、試してみるのもいいでしょう。

Q 胃液が上がってくると水を飲んでいます。効果はありますか？

水で胃液を中和する方法です。実際に症状が治まるなら、続けてかまわないと思います。ただし、水を飲むと嘔吐《おうと》してしまう人もいるので、万人におすすめできる方法ではありません。

もし**水を飲むのであれば、何も入っていない、常温の水がいいでしょう。**甘みのある飲み物は、胸やけを起こすことがあるので避けましょう。

炭酸水は、胃の圧力を高めて逆流の原因になります。しかし、患者さんのなかには「サイダーを飲むと症状が治まる」と言う人がいます。気のせいかもしれませんし、その人だけのケースかもしれません。とにかく、多くの人にとって、甘い炭酸水であるサイダーは症状を悪化させますから、注意してください。

試してみようとする方は、常温の水をひと口ずつゆっくりと飲むようにしてください。決してたくさんの水を一気に飲まないように。水を飲んで対処する方法は、医師としておすすめするものではありません。

あくまでも「それが効く」という患者さんがいるということです。

Q ガムを噛むと胃液の逆流が治まると聞きましたが、本当ですか？

「ガムが胸やけに効く」という説に科学的な根拠はありません。「効く」という人、「効かない」という人、さらに「逆効果」という人がいます。**ご自身で効果があると感じられるならば、続けてもかまわないと思います。**

「ガムが胸やけに効く」という人たちの話を聞いてみると、ガムを噛むことで食道の活動が活発になるからだとか、唾液の分泌が盛んになって胃液を中和するからだとか、いくつか理由が出てきます。いずれも理屈としては納得できます。

一方、「逆効果」という人に聞いてみると、どうやらガムの甘みが悪さをしているようだと推察できます。**少なくとも砂糖の含まれているガムは避けたほうがよさそうです。**

もうひとつ、虫歯予防の観点からも、砂糖入りのガムは要注意です。シュガーレスの、キシリトール入りのガムを選ぶほうがいいかもしれません。

Q 「胸やけには麹がいい」と聞きました。科学的に正しいのですか？

まだ「正しい」と言い切れる証拠が出そろっていない状態です。

けれども、「麹が胸やけに効く」という人は一定数います。麹に含まれる酵素が消化を助けるため、胸やけや呑酸が抑えられるという説が根拠になっているようです。

しかしながら、**どの酵素が、どんな条件のもとで、胃のメカニズムにはたらきかけるのかは、まだくわしくわかっていません。**したがって、「科学的に正しいか？」と聞かれたら、「わからない」と答えるしかないのが正直なところです。

ただし、「効く」という人が一定数いる以上、「非科学的だから」という理由で否定することには、私はあまり賛成できません。「効く」という人の中には、プラシーボ効果が含まれている可能性もありますが、それを含めて症状が治まるのはよいことです。

興味があるのであれば、「効く」かどうかをご自身で試してみるといいでしょう。

ただ逆に、麹を含む甘酒を飲むと、胸やけが起きるという人もいます。

Q 「みぞおちカイロ」とはどのような方法ですか？

カイロをおなかにあてて胃を温め、消化を助けようという民間療法です。

昔から胸やけなどに「よく効く」という人は少なくありませんが、医学的なエビデンスは見当たりません。

胃が弱っているときや、食べすぎて胃に過剰な負担がかかったとき、胃は冷えてきます。

「みぞおちカイロ」は胃の周辺を体の外側から温めることで、胃への血流をうながし、胃の活動を助けるはたらきがあるものと推測されます。

もし試してみて効くと思われたなら、利用するといいでしょう。

原理的には腹巻きと同じです。ただし、**きつい腹巻きは腹圧を上げるので逆効果です。**

Q 胸やけを放置しておいても大丈夫でしょうか？

放っておいて治ることはめったにありません。

不快な症状は、体が発している危険信号です。赤信号を無視すれば交通事故にあうように、不快な症状を無視していると健康を損なうきっかけになります。

胃液や胃内容物が逆流してくるのは、生活習慣が大きく乱れているか、逆流させる原因が体の中にできているということです。

もしかすると食道と胃の間にあるゲート（下部食道括約筋）が弱って、うまく機能しなくなっているのかもしれません。食道が横隔膜を貫いている隙間が広がり、胃が胸のほうにせり上がっているのかもしれません。

いずれにしても、**放置しておいてもよくなることはないでしょう。**まずは症状を抑えるために、生活習慣を整える、食生活を見直すなど、自分でできることをやってみましょう。胃薬を飲むのもいいでしょう。

それでも改善しないときは、医者の出番です。

といっても、「放置できる」程度の症状ならば、まだ軽いといえます。私の患者さんたちは、「とてもつらい」「これでは生活ができない」と訴えてクリニックにやってきます。その症状をなくすために力を尽くすことが、医師である私の仕事だと思っています。

Q 最近は胃液が上がってこなくなりました。治ったのでしょうか？

症状が治まっている状態です。そのままキープしましょう。

ただし、症状に波があるのがこの病気の特徴なので、「安心するのはまだ早い」かもしれません。

現在、胃食道逆流症の基本的な治療は、大きく分けて「生活習慣の改善」「投薬」「手術」の3種類があり、それぞれがさらに細分化されて、それぞれの患者さんに合った治療を行っていきます。

人によっては生活指導の段階で不快な症状がある程度治まります。薬は飲まないに越したことはありませんから、生活習慣の改善で症状が抑えられるのであれば、それが一番です。

ただし、症状は治まったものの、「完治」してはいないという可能性があります。再び生活習慣が乱れれば、症状が再発し、今度は薬のお世話にならないと抑えられなくなるかもしれません。

人間の体は、実に複雑でデリケートです。症状があらわれる原因や条件も、ほとんどの場合、ひとつではありません。

ですから、せっかく症状が治まったいまの状態をよく記憶しておいて、その環境を維持するよう心がけてください。

Q 自分で治しても、すぐに再発するのでは、と心配です

病気の状態がわからないとなんともいえませんが、**再発リスクは常にあると思ったほうがいいでしょう。**

「自分で治す」という言葉ですが、実は治っているのではなく、症状を抑えているだけというケースが多いのです。

「治る」ためには病気の原因が取り去られなければなりません。ですが、患者さんご自身が治そうとする場合、病気の原因がわからないままでいることが少なくありません。それで、とりあえず症状を抑えるだけになってしまう

のです。

逆流性食道炎は、生活習慣、加齢などで発症し、進行します。生活習慣は自分で変えられますから、改善の努力が功を奏することが多いのですが、加齢についてはどうすることもできません。

病気の状態を知り、適切な対処法を見つけるためにも、ぜひ医師の診察を受けてください。薬を使わずに治療できる可能性もありますし、症状が出たときだけ薬を飲むという方法もあり得ます。

Q 「胃もたれ」と「胸やけ」の違いは何でしょうか？

それぞれの明確な定義はありません。患者さんご自身が「胸がおかしい」と思うか、「胃がおかしい」と思うかの違いです。

多くの病気でそうなのですが、**逆流性食道炎は特に症状が多彩で、まさかと思うような症状を訴える患者さんもいます。**その反対に、明らかに病気になっているのに症状がまったくなく、病院に行く必要性を感じていない患者さんもいます。

患者さんは症状を言葉で伝えるしか方法がありません。その言葉は、人によってさまざまです。医師はそれぞれの患者さんの言葉を聞いて、自分の経験・知識と照らし合わせて状態を確認します。

逆流性食道炎が厄介なのは、ただちに生命の危機につながるような病気ではなく、症状が多彩で、病気を確定しにくいところにあります。一般の病院には置いてない特殊な機器を使って初めて逆流性食道炎が発見できるケースもあります。

また、薬を飲んでも症状が治まらない患者さんが、手術で劇的によくなることもしばしばあるのですが、手術という治療法がまだ広く知られていないという現状もあります。

一見放置しておいても大丈夫そうな病気なのですが、実は奥が深いのです。

第3章

診察や治療について聞きたいこと

Q どんな症状が出たら、病院に行ったほうがいいですか？

医師の立場からは、「**ほかの病気が隠れていると怖いので、とにかくいちど診察させてください**」とお願いしたいと思います。皆さんが怖がっている胃カメラも、今ではすごく細くなっていて、「あれ？　こんなもの？」と思うくらいです。

逆流性食道炎などになった場合、多くの人の行動は次の2つのパターンにわかれます。

・症状がひどくない、我慢できるので病院には行かない
・症状がひどく、市販薬では抑えられないので病院に行く

やはり症状を我慢できるかどうかがカギになるのかもしれません。

病院に行くかどうかを決めるのは、あくまでも患者さんです。ですが、**ほかの病気かもしれないリスクを無視しないでほしいと思います。**

「市販の胃腸薬を飲んでいるが効果がいまひとつ」と思われている人も、いちどは医師の診察を受けることをおすすめします。医師が処方する薬は、市販薬よりも選択肢が広いので、ご自分の症状にぴったりの薬が見つかる可能性があります。

Q 病院に行くときは、何科に行けばいいのでしょうか？

胃腸の具合が悪い場合、内科を受診する人が多いと思いますが、より正確な診断を求めるなら、**診療科目に「消化器」を掲げている病院に行くといいでしょう。**

医者も一種の職人ですので、経験豊富な事例にはうまく対処できるものです。その点、消化器病を専門的に診ている医師なら安心できます。

問題は、患者さんの訴える症状が定型的でなく、本人が「どこが患部かわからない」場合です。

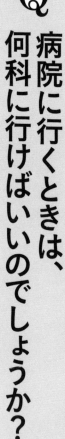

逆流性食道炎は症状が多彩です。例えば「喉にピンポン球が詰まっているような感じ」で耳鼻科に行ったり、「咳が止まらない」で呼吸器科に行ったりすると、正確な診断にいたらないことがあります。

実際にあった例として、咳が止まらずに呼吸器科に行ったら喘息と診断され、薬が処方されたのにちっともよくならなかったという患者さんもいます。

Q 病院ではどうやって診断するのですか？

胃カメラで食道を観察し、食道粘膜に炎症が起きていたら逆流性食道炎です。ただし、症状があっても食道粘膜に炎症が見られないことも少なくありません。この場合、胃食道逆流症の中の「非びらん性胃食道逆流症（ＮＥＲＤ）」である可能性が考えられます。

そのほかの診断方法としては、**食道の酸性度を調べる「ペーハーモニタリング」**、**食道内圧測定検査などがあります**が、これらは胃カメラ検査に対して専門的な検査となります。

胃カメラを嫌がる人、怖がる人が少なくありませんが、逆流性食道炎の診断には欠かせない検査です。がんなど、ほかの病気が隠れていないかを確認するうえでも有効です。勇気を出して受けてください。

胃カメラ検査の前日夜の夕食から、固形物の摂取が禁止になります。うっかり忘れて食べてしまうことのないようにしましょう。また、一部の薬が禁止になることもあります。よく医師と相談してください。

Q 病院ではどんな検査をされるのでしょうか？

逆流性食道炎が疑われた場合、胃カメラによる検査が行われることがあります。**今の胃カメラは小型で性能が向上していますし、吐き気や痛みを感じる人には鎮静剤を使いますので、安心して検査を受けてください。**

患者さんによっては、「胃カメラだけは勘弁してください」と言う人がいます。多くが胃カメラを経験したことのない人です。先入観で、あるいは昔の大きかった胃カメラを経験した人からの話を聞いて、恐怖心を持っているのでしょう。

しかし胃カメラは、逆流性食道炎のほかにも、さまざまな病気を発見できます。

食道がん、胃がん、十二指腸がん、胃潰瘍、十二指腸潰瘍、胃炎、十二指腸炎、食道静脈瘤、ピロリ菌感染症などが見つかることがあります。

ほかにも、バレット食道、食道裂孔ヘルニアといった、よりくわしい状態がわかるため、その後の治療の方針が立てやすくなります。

Q「ペーハーモニタリング」とは、どんな検査ですか？

食道への胃酸の逆流を連続的に調べる検査のことです。

鼻から喉、食道、胃までカテーテルを入れ、抜けないようにテープで固定して、24時間ふつうに生活してもらいます。

カテーテルにはところどころにセンサーがついていて、その場所の酸性度（pH＝ペーハー）がわかるようになっています。カテーテルは、患者さんが持ち運びできる機器につながっていて、各センサーがキャッチした酸性度を記録していきます。

この記録を解析することで胃液の逆流の様子を詳しく知ることができます。

どんな健康な人でも、多少の胃液の逆流は起きています。しかし、通常はすぐに

ペーハーモニタリングに使用する測定器

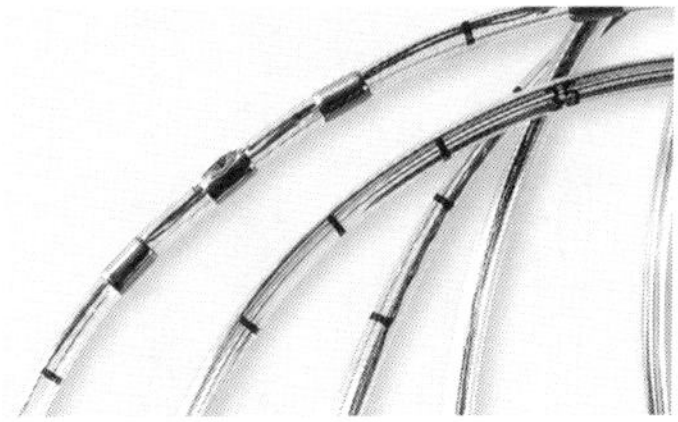

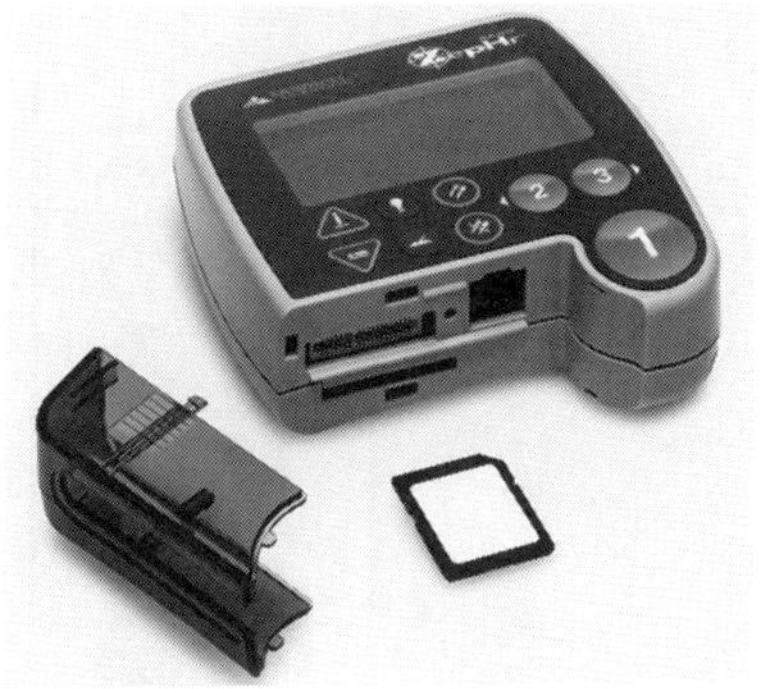

治まって、食道の酸性度は中性に近くなります。ｐＨ４以下の時間帯が全体の４・２％以下であれば正常とみなします。私も自分で試してみましたが、ごく正常の範囲でした。

　ペーハーモニタリングで調べた結果、これまで胃液の逆流はないと思われていた患者さんが、実は非びらん性胃食道逆流症であることが判明するケースがしばしばあります。つまり、従来は「しかたがない」と諦めていた病気が治る可能性が出てきたわけです。

Q 症状はあるのに胃カメラで「異常なし」と言われました。なぜですか？

胃カメラで「異常なし」と言われたということは、食道に炎症が発見できなかったということを意味します。しかし、患者さんに自覚症状があるのなら、逆流性食道炎ではなくて、非びらん性胃食道逆流症の可能性があります。

このように、**逆流性食道炎には「症状があるのに検査で異常が発見できない」ケースや、「検査で異常が見つかったのに症状がない」ケースがしばしば見られます。**それがこの病気の診断をむずかしくしています。

非びらん性胃食道逆流症の患者さんは、胃や食道、喉などが敏感で、わずかな刺激にも反応する体質である可能性があります。この場合、ごく少量の胃液の逆流でも症状が強く出てしまいます。こうして、食道粘膜には目に見える炎症がないのに、激しい症状があらわれることになります。

さらに**くわしく調べる場合は、ペーハーモニタリングという検査を行います。**胃と食道にセンサーを設置し、胃液の逆流を24時間連続して精密に調べます。それによって胃液の逆流が認められれば、非びらん性胃食道逆流症であり、逆流がなければ、機能性ディスペプシアなど、ほかの病気の可能性が疑われます。

Q 逆流性食道炎にはどんな治療法がありますか？

逆流性食道炎の治療は、ごく簡単にいうと、次の3種類です。

・生活習慣の改善
・薬物療法
・手術

症状の軽い人、たまにしか症状の起きない人は、まず生活習慣の改善から始めます。

肥満の人、ヘビースモーカーはその対策もあわせて行います。

服装や姿勢などに気を配って、普段から腹部を圧迫しないようにします。寝るときはできるだけ上体を高くして寝ます。

早食い、大食いをしないように心がけ、脂肪分の多いものや刺激物はなるべく避けるようにします。そして食後はすぐに横にならないようにします。

ただし、生活改善だけですっきり治る人は多くありません。この病気によくないとされているものは、ご本人の大好きなものだったりするからです。その場合は、投薬による症状の改善を目指します。症状に応じて薬の種類や量を調整します。

手術は、生活習慣の見直しや投薬で改善の見られない人、症状を放置しておくことによる生活の質の低下が著しい人、手術によって劇的な改善が見込まれる人に対して行います。腹腔鏡による手術なので、おなかに小さな穴を数カ所開けるだけですみます。

Q 軽症から重症までの診断と治療法を教えてください

逆流性食道炎の疑いで患者さんがやってくると、一般的には次のような流れで診断し、治療の方針を決めます。

・胃カメラによる検査
↓食道粘膜に炎症あり↓逆流性食道炎↓治療開始
↓食道粘膜に炎症なし↓非びらん性胃食道逆流症↓治療開始

・生活習慣改善治療

・薬物治療（ＰＰＩ投与）
↓症状改善↓長期管理
↓症状持続↓薬剤変更・投与方法変更①

・長期管理
・薬物の漸減または中止
・オンデマンド療法
・維持療法
・手術療法

①で症状が持続する場合は、ペーハーモニタリングなどによる病態評価を行い、胃食道逆流症と他疾患との見極めをします。この流れを次ページに図示しますので、参考にしてください。

診断と治療の流れ

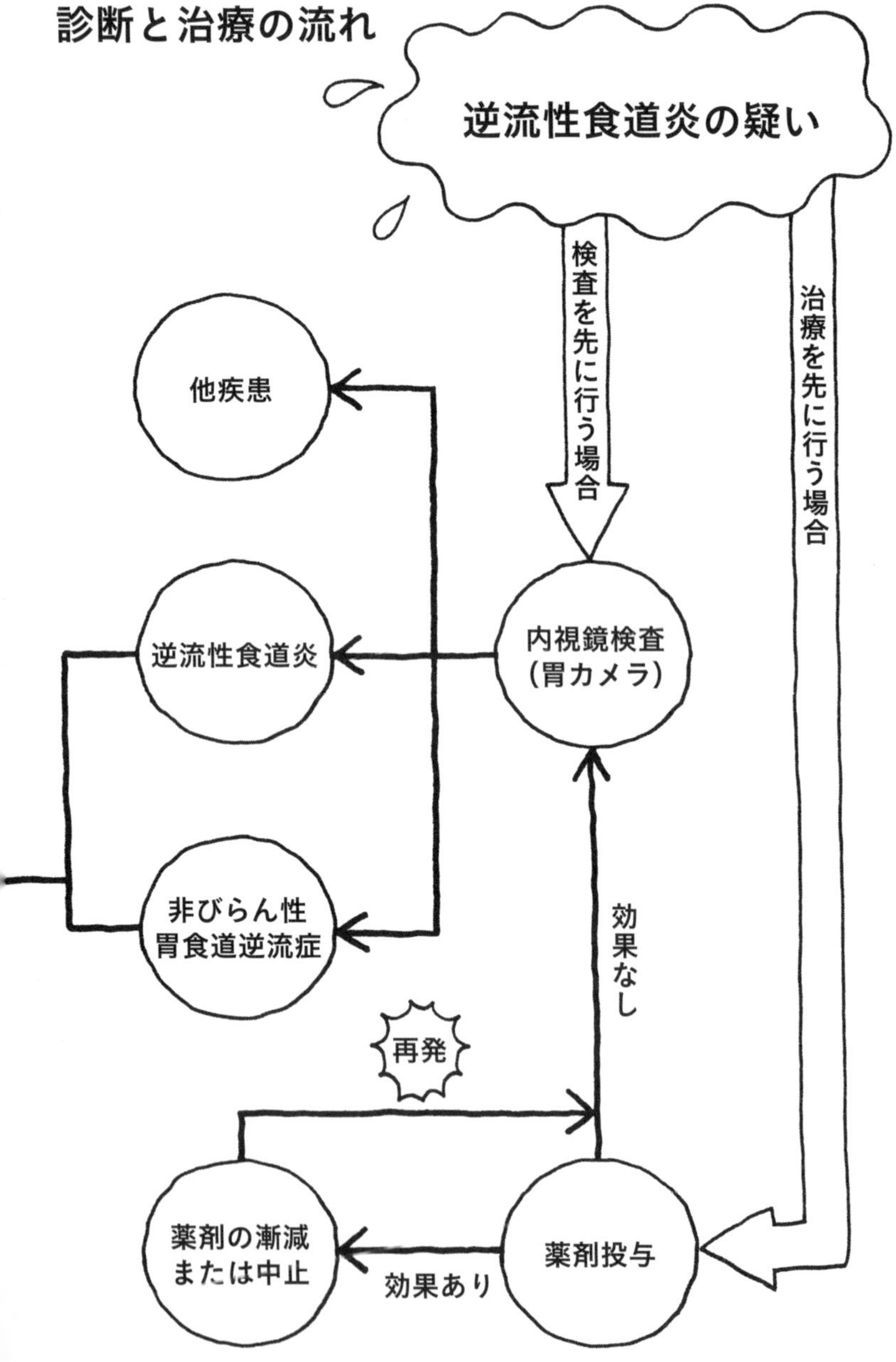
逆流性食道炎の疑い
検査を先に行う場合
治療を先に行う場合
他疾患
逆流性食道炎
内視鏡検査
(胃カメラ)
非びらん性
胃食道逆流症
効果なし
再発
薬剤の漸減
または中止
効果あり
薬剤投与

逆流性食道炎

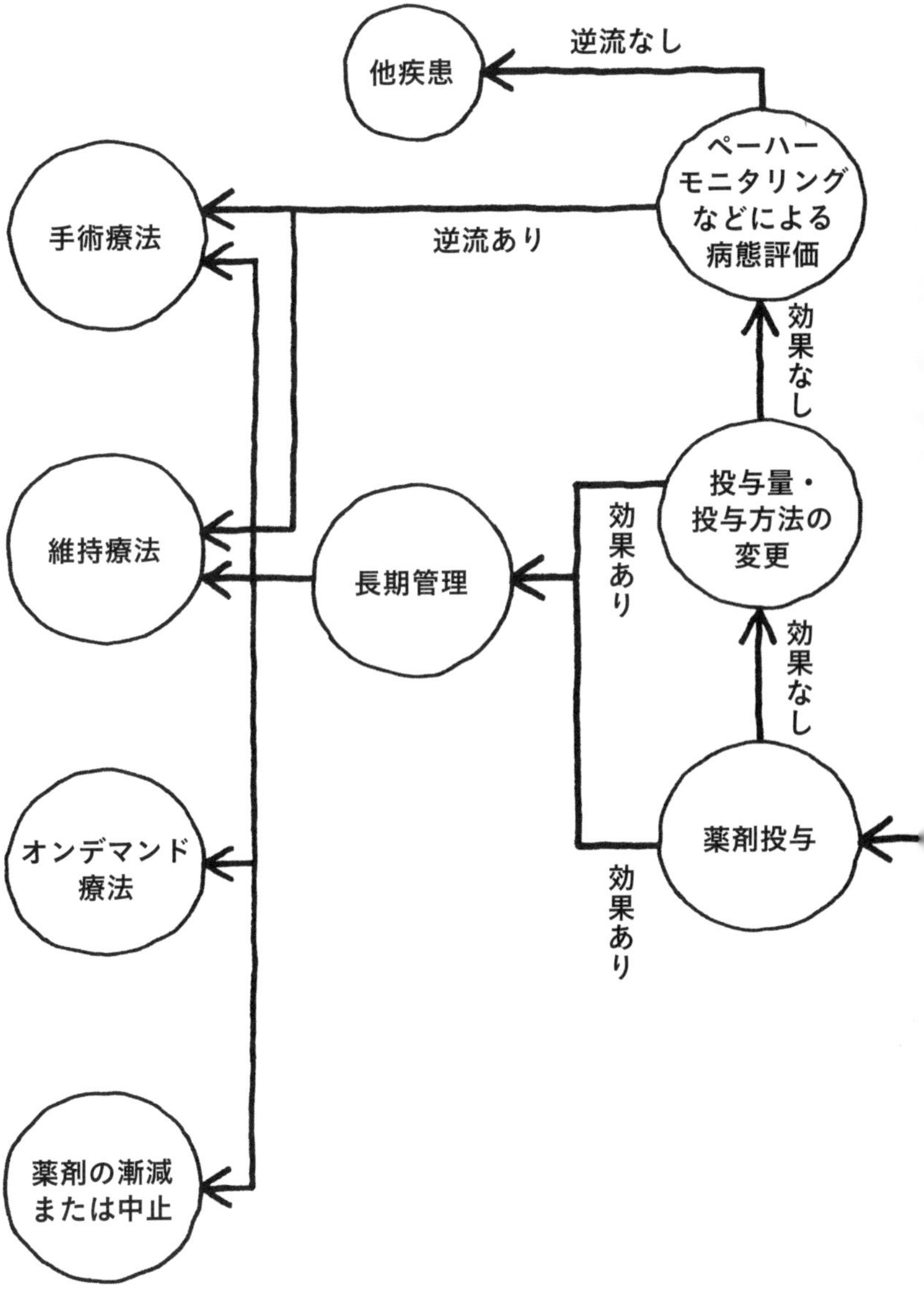

他疾患
逆流なし
ペーハーモニタリングなどによる病態評価
逆流あり
手術療法
維持療法
オンデマンド療法
薬剤の漸減または中止
長期管理
効果なし
投与量・投与方法の変更
効果あり
効果なし
薬剤投与
効果あり

Q 健康保険の範囲で治療できますか?

検査、手術を含めた治療のすべてが健康保険の適用になります。

一時的に最も高額になるのが手術ですが、**健康保険の高額療養費制度を利用すれば、患者さんの負担は所得により異なりますが、多くの場合、10万円以下ですみます。**

むしろ、長い目で見た場合、負担が大きくなるのが薬代です。若いうちから飲み続けると、健保の適用があっても生涯で100万円単位の負担になることがあります。この点を考慮して、最近は手術を選択する患者さんが増えています。

ちなみに、治療費の一例を挙げますと、**胃カメラの検査費用が健康保険3割負担の場合で4000〜5000円程度、**食道裂孔ヘルニアの手術の場合、**3日間の入院費用を含めて健康保険3割負担で20万〜30万円程度です。**

薬代はどの薬をどのくらい処方するかで大きく変わるので例が挙げにくいのですが、ごく**一般的なPPIの「タケプロンOD錠15」は薬価が1錠あたり57・6円となっています。**

この薬の場合、ジェネリックがあり、そちらは半額以下の1錠あたり23円です。

Q どんな薬が処方されますか？

もっともよく使われるのは胃酸分泌抑制剤です。

胃酸分泌抑制剤には、ＰＰＩ（プロトンポンプ阻害剤）とＨ２ブロッカーという、２種類の薬があります。このうちＰＰＩが多く使われています。

ドラッグストアで購入できる胃酸分泌抑制剤は、一部のＨ２ブロッカー（ガスター10など）のみです。ＰＰＩと残りのＨ２ブロッカーは処方箋がないと購入できません。

このほか、症状や患部の状態に応じて、消化管運動機能改善薬、胃粘膜保護薬、漢方薬をお出しすることがあります。

消化管運動機能改善薬は、食道の蠕動運動を活発にして逆流する胃液を押し戻す働きや、胃の運動を改善して胃からの排出をうながすはたらきがあります。

胃粘膜保護薬は、胃液によって傷ついた食道粘膜を保護します。一般的な胃薬と同じものです。

Q 「PPI」とはどんな薬ですか。副作用はありますか？

PPI（プロトンポンプ阻害剤）は、胃酸分泌抑制剤のひとつで、逆流性食道炎の治療に最もよく使われる薬です。

人体が胃酸を分泌するメカニズムはいろいろ知られていますが、PPIはそのひとつであるプロトンポンプと呼ばれるものにはたらきかけ、それを阻害することで**胃酸の分泌を抑える作用があります。**

飲んで2、3時間で血中濃度が最大になり、24時間ほどで体外に排出されます。したがって、通常は1日に1回、毎日飲む薬です。

長い間、副作用の少ない薬といわれてきましたが、使用者も使用量も多い薬であるため、最近いろいろな副作用が報告されるようになりました。ただし、飲むと必ず副作用が出るわけではありません。服用の際は、医師の指導をよく守って安全性を確保することが大切です。

なお、２０１５年に既存のＰＰＩとは異なる**「Ｐ－ＣＡＢ」と呼ばれる新薬も登場しています。ＰＰＩより速やかに胃酸分泌を抑制するといわれています。**

Q 「H2ブロッカー」とはどんな薬ですか？

H2ブロッカーは、胃酸分泌抑制剤のひとつです。同じく胃酸分泌抑制剤の**PPIとは別のメカニズムに作用し、胃酸の分泌を抑えます。**

PPIは処方薬で、ドラッグストアでは購入できませんが、H2ブロッカーの一部は市販されています。「ガスター10」などが有名です。

現在、逆流性食道炎の患者さんに処方する薬としては、PPIが第1選択として用いられ、H2ブロッカーは補助的な役割です。しかし、PPIが効かない患者さんや、PPIを飲むと気分が悪くなる患者さんには、H2ブロッカーを処方することがあります。

H2ブロッカーも薬ですから、副作用はあります。皮膚のかゆみ、じんましん、声のかすれ、くしゃみ、喉のかゆみ、息苦しさ、動悸などが報告されています。

Q「消化管運動機能改善薬」とは何ですか？

消化管運動機能改善薬は、ＰＰＩやＨ２ブロッカーとは別の種類の薬です。

口から食べたものは食道を通って胃に入り、そこで胃液と混ぜられて腸に送られます。この送っていく動きを蠕動運動といいますが、これが停滞していると、いつまでも胃の中に食べ物が残り、胃の不快感、胃もたれ感になります。

消化管運動機能改善薬は**蠕動運動を活発にして、胃の不快感を和らげる作用があります。**

ただし、消化管運動機能改善薬は、ＰＰＩやＨ２ブロッカーのように、飲んですぐ効果が出るものではありません。**医者の言葉で「切れ味がよくない」といいますが、じわっと効く薬です。**

それでも、「これを飲んでいると楽だ」とおっしゃる患者さんはたくさんいます。

Q 逆流性食道炎で処方される薬の副作用を教えてください

逆流性食道炎の**薬物治療で中心になるのはＰＰＩ（プロトンポンプ阻害剤）です。**

ＰＰＩは世界中で広く使われている胃酸分泌抑制剤で、副作用の少ない薬として知られていましたが、最近いろいろな副作用が報告されるようになってきました。

ＰＰＩは日本では処方箋が必要な薬ですが、アメリカではドラッグストアで当たり前に売っています。そのため世界中で大量に使われており、副作用の報告件数が多くなってきたのだと推測されています。

ＰＰＩの副作用として報告されているのは、軟便、下痢、味覚異常、腹部膨満感、悪心、発疹、かゆみ、肝機能の数値の異常などです。また、重い副作用として肺炎、骨折、腸管感染症、認知症、腎障害なども報告されています。ただし、まだ因果関係が疑わしいレベルのものもあります。

そういう話を聞くと、「ＰＰＩは怖い」と思ってしまいそうになりますが、**医師の処方に従って服用しているかぎりは、それほど心配はいらないでしょう。**

もしも、かかりつけの医師から出される薬が心配だったら、「この薬の副作用は大丈夫ですか」と聞いてみてください。

Q 薬が出たら毎日飲まなければダメですか？

逆流性食道炎で最も多く処方されるのはＰＰＩですが、これは通常、24時間に1回飲むものです。

ただし、**症状が軽い人は、必ずしも毎日飲む必要はありません。**私は、患者さんによっては「症状が出たら飲んでくださいね」と言って薬を処方することもあります。これを「オンデマンド療法」といいます。

ＰＰＩをはじめとする胃酸分泌抑制剤は、逆流性食道炎を根本的に治す薬ではなく、症状を抑える薬です。頭が痛いときに飲む痛み止めと同じです。したがって、症状が軽くなったからといって勝手に飲むのをやめてしまうと、すぐに症状がぶり返してしまいます。

基本的に、医師の処方は守ってください。

Q 「オンデマンド療法」とは何ですか？

毎日きちんと薬を飲まなくても、**症状に応じて、その都度飲む程度で大丈夫な人がいます。こういった人に対応する治療法がオンデマンド療法です。**

体に入る薬の量が少なければ少ないほど、体への負担は小さくなります。

逆流性食道炎の薬物治療は長く続くので、飲んだり飲まなかったりでも症状が抑えられる人であれば、ご自分の判断で「今日は飲んでおこう」「今日はいいだろう」と服薬をコントロールすることが可能です。

実際に患者さんを診ていると、「ふだんはそうでもないんだけど、お酒を飲んだ翌日はひどい」という人や、「睡眠不足の翌日はきつい」という人がたくさんいます。

こういう患者さんには、私はオンデマンド療法をすすめています。

ただし、誰でもオンデマンド療法ができるわけではありません。**きちんと診察して食道の炎症が進行していないことを確認し、ピンポイントの服薬で症状が抑えられそうな人にだけ、オンデマンドを許可します。**

ふつうは1カ月分を処方するのですが、オンデマンドの場合は一定量を処方し、「薬が切れかけたら来るように」と指示しています。

Q 逆流性食道炎は必ず薬で治りますか？

胸を張って**「必ず治ります！」と言い切れないところが、この病気の厄介なところです。**いろいろな薬を処方して飲み方を変えてみても、一定数の「薬が効かない」人が存在するのです。

逆流性食道炎の患者さんの20～30％の人がＰＰＩが効きにくく、６～15％の人がＰＰＩ治療に失敗しています。この割合は非びらん性胃食道逆流症の患者さんだとさらに高くなり、効きにくい人が60～70％、治療に失敗する人が40～50％となっています。（Fass R, Aliment Pharmacol Ther. 2005 Jul 15; 22(2): 79-94）

つまり、逆流性食道炎の患者さんの約70～80％は、ＰＰＩなどの服薬で症状が改善しますが、非びらん性胃食道逆流症の患者さんの半分近くがＰＰＩによる治療に失敗しているということになります。

つまり、薬の治療では治らない人が一定数いるということです。

これらの患者さんたちに対しては、薬の種類や量、飲み方の変更、服用ルールの徹底などを行いますが、それでも改善しない場合は、手術の選択も視野に入ってきます。

Q 「薬が効かない」という人の話をよく聞きます。なぜですか？

「この病気のメカニズムが単純ではないから」というのが、ひとつの答えです。

胃食道逆流症のうち、**食道粘膜に炎症がある逆流性食道炎の患者さんは、薬が比較的よく効きます。**一方で**非びらん性胃食道逆流症の患者さんは、あまり効きがよくありません。**

その理由は、後者の人たちに**食道の知覚過敏があることが多いからです。**

食道に炎症がないのに胸やけや呑酸などの症状が出るということは、それほど胃液が逆流していないのに、胃酸の刺激を強く感じていると考えられます。

こういったケースでは、いくら薬で胃酸の分泌を減らしても、あまり効果がないと思われます。

現在、薬が効きにくい患者さんの分析はかなり進んでいて、喫煙や心理的要因、肥満など、いくつかの原因が挙げられていますが、そのなかに「睡眠不足」があります。

一般的にこの病気の患者さんは、健常者に比べて睡眠時間が不足しているという報告がされています。頻繁に症状が起きる人ほど、睡眠時間が短い傾向にあります。

Q 薬を使わない治療方法はありますか？

生活習慣の改善だけで効果があれば、薬は必要ありません。

ほかの病気が隠れていたり、病変がひどくてがんに変化するリスクがある場合を除けば、逆流性食道炎はすぐに命に関わる病気ではありません。

だから、**生活習慣の改善で不快な症状が抑えられるならば、それが一番といえます。**

症状が続くと、そのあいだ薬を飲み続ける必要があります。「このまま一生飲み続けなくてはいけないのでは？」と不安に思うかもしれません。でも、病変が深刻な状況にまで進んでいなくて、**生活習慣の改善で一定の効果が得られるようなら、薬の常用をしなくてすむこともあります。**

たしかに薬にはある程度の副作用があります。私たちはなるべく副作用が少なくなるように処方箋を書いていますが、もしも薬を飲まないで症状が抑えられるなら、それに越したことはありません。

一方、最近では、薬を飲まないで症状を抑えるために、手術を選択する患者さんも増えています。

Q 手術で完全に治せると聞きました。どんな手術ですか？

手術が必要な患者さんは、食道裂孔ヘルニアを伴っていることが多いのですが、これは食道が貫通している横隔膜の隙間が大きくなっている状態です。そこから胃がせり上がっているので、横になっただけで大量の胃液が口から出てきたりします。こうなると薬だけではなかなか症状を抑えられません。

食道裂孔ヘルニアの手術は、**せり上がった胃を元の位置に戻し、横隔膜の広がった隙間を狭め、胃の形を整形して、再びせり上がりにくくします。**

小さな穴を何カ所か開けて腹腔鏡で手術をするので、おなかを大きく切る必要はありません。出血も少なく、術後2日くらいで退院できます。私たちの施設ですと、

胃食道逆流症（逆流性食道炎）手術のステップ
（食道裂孔ヘルニアの場合）

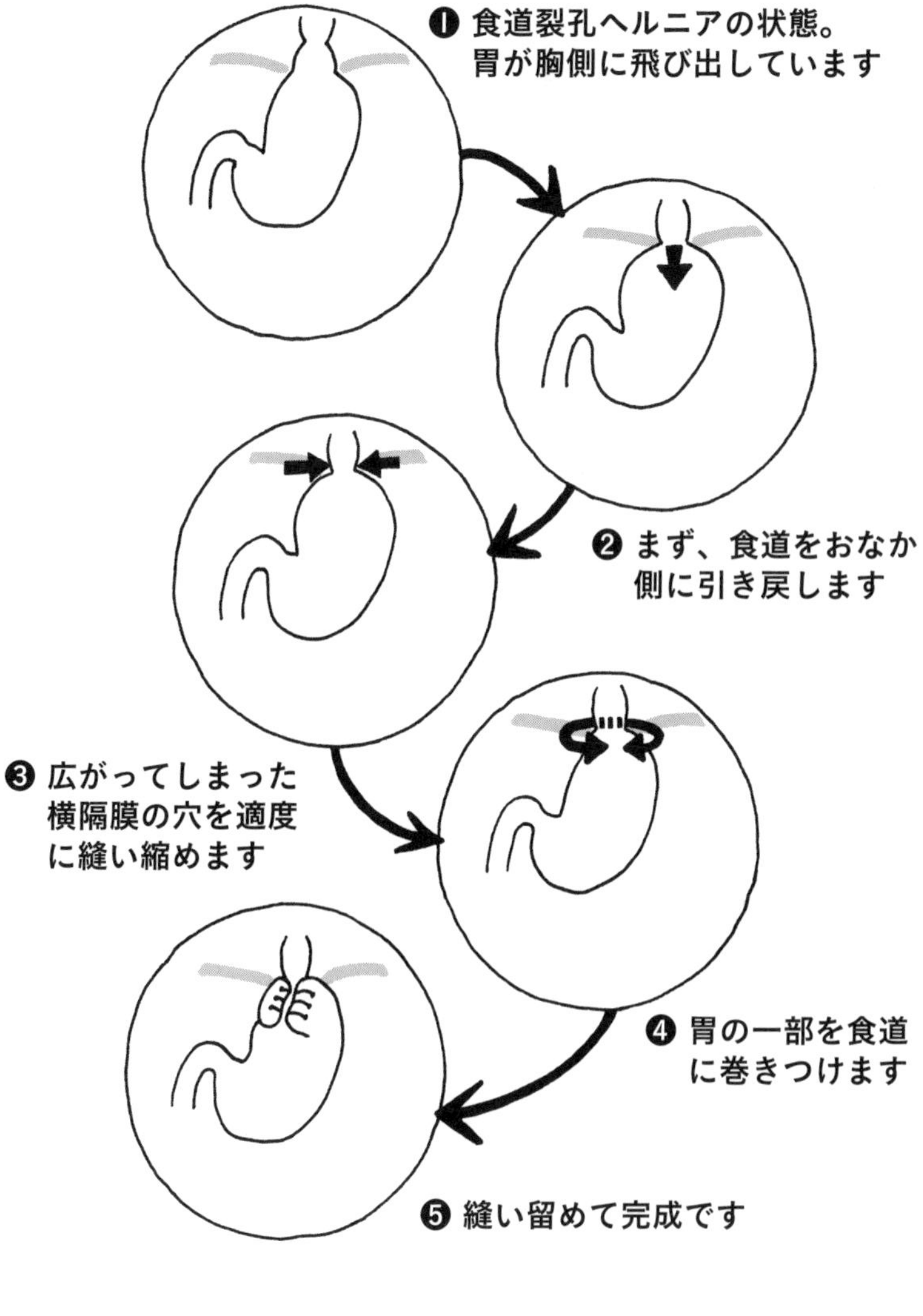
❶ 食道裂孔ヘルニアの状態。
胃が胸側に飛び出しています
❷ まず、食道をおなか
側に引き戻します
❸ 広がってしまった
横隔膜の穴を適度
に縫い縮めます
❹ 胃の一部を食道
に巻きつけます
❺ 縫い留めて完成です

手術に要する時間は1時間30分くらいです。

この手術を受けた患者さんの症状改善率は、90％に達しています。

これまで、「薬が効かなければ諦めるしかない」と思われていたこの病気ですが、**手術によって治る可能性が高いことをぜひ知ってほしいと思います。**日本での手術例はまだ少なく、そのため手術という選択肢があることを知らない患者さんがまだたくさんいます。

逆流性食道炎の外科手術は保険診療です。したがって、日本全国どこでもできるという理屈になるはずですが、現実には、この手術そのものがまだポピュラーでないため、医療関係者にも知らない人がいるほどです。

そこで、手術を考慮される人におすすめするのは、この手術をたくさん行っている病院を探して、そこに行くことです。どの病院が手術の件数を多くこなしているかは、インターネットで「逆流性食道炎」「胃食道逆流症」「腹腔鏡下手術」などのキーワードを入れて調べてみると、参考になる情報が得られます。

Q 手術はしたほうがいいのでしょうか？

私たちは、**次の要件で手術が適合するかどうかを判断しています。**

・生活習慣の改善、薬物治療の両方で効果を得られない場合
・薬の服用タイミングなどが守れず、すぐ症状が出てしまう場合
・逆流した胃液による誤嚥性肺炎のリスクが高い場合
・食道裂孔ヘルニアが認められる場合
・バレット食道が顕著に認められる場合
・手術で症状が改善する可能性が十分に高いと認められる場合
・手術の方法、成績、リスクなどについて十分に同意が得られている場合

横隔膜の食道を通している穴が広がり、胃が上にせり上がってしまった状態を食道裂孔ヘルニアといいますが、これが進んでいると胃液の逆流が起きやすくなります。

頻繁な胃液の逆流により、食道粘膜が変性し、胃の粘膜と同じようなものに置き換わった状態をバレット食道といいます。これが進むと食道がんに変わるリスクがあるといわれているため、胃液の逆流をしっかりとブロックする必要があります。

このように、**いろいろな要件を勘案し、患者さんとじっくり話し合ったうえで手術をするかどうかを決めていきます。**

Q 手術のくわしい内容を教えてください

逆流性食道炎の手術は、次の手順で行います。

・食道裂孔ヘルニアで位置のずれた胃を元に戻す
・再びずれることのないように横隔膜の裂孔を縫って狭くする
・胃の一部を加工して胃液が逆流しにくい形にする

以上のことを**腹腔鏡を使って小さな穴から行います。**

最後の胃の加工のやり方に2種類あり、胃の一部をマフラーのように360度巻き付けて縫い留めるやり方を「ニッセン法」といい、180度から270度巻き付けるやり方を「トゥペイ法」といいます（149ページを参照ください）。

ニッセン法では症状を抑える効果が強い半面、術後1カ月くらいは食べ物がやや詰まりやすくなるため、流動食によるリハビリが必要となります。トゥペイ法はそれがより楽になりますが、症状を抑える効果は少し弱くなります。

どちらの術式を用いるかは、執刀医と患者さんの話し合いで決められます。

手術による症状の改善は、およそ90%です。残念ながらまだ日本ではこの手術があまり知られていないため、今後の発展が期待される分野です。

第4章

逆流性食道炎について聞きたいこと

Q 逆流性食道炎は、なぜ起こるのですか？

胃と食道の間には、下部食道括約筋というゲートがあります。ふだんこのゲートはかたく閉じていて、強酸性の胃液が食道のほうに上がってこないようになっています。そして、食べ物が食道を下りていくと、その刺激でそのときだけゲートが開きます。

また、食道は蠕動運動によって食べ物を胃に送り出しますが、何かの理由で胃の内容物が食道に逆流してくると、それを胃に送り戻すはたらきもしています。

逆流性食道炎とは、**下部食道括約筋が緩んで、胃液や胃の内容物が頻繁に食道に**

逆流するようになることで起きます。これを一過性下部食道括約筋弛緩といいます。食道の蠕動運動が弱っていると、それを助長します。また、**胃酸過多になっていると、逆流による刺激が強まります。**

病気そのものの定義は、「胃内容物の、食道内への逆流によって起こるわずらわしい症状、あるいは合併症があるもの」となっています。ここでいう合併症とは、たとえば食道粘膜の炎症で、それが起きていると逆流性食道炎という病名がつきます。

病気発生の原因は、生活習慣、食生活、肥満、加齢、遺伝、メンタル面などです。

Q 最近になってよく聞くようになったのですが、なぜですか？

今では**日本人の3人から4人に1人が罹患しているといわれる**逆流性食道炎ですが、病名を聞くようになったのは最近です。その理由は、日本社会の高齢化と食生活の欧米化といわれています。

あるデータによると、1990年ごろから患者数が急激に増加しています。

逆流性食道炎の原因のひとつに肥満があります。**太っている人は腹圧が高いので、胃から逆流しやすいのです。**

一日中パソコンに向かっているなど前かがみの姿勢を続けている人も腹圧が高くなるため、逆流を起こしやすくなります。

　また、胃がんの原因といわれているピロリ菌ですが、これの除菌が進んだことも逆流性食道炎の患者数増加に関係があるといわれています。ピロリ菌がいると、胃酸の分泌が抑えられるため、その菌がいなくなると胃酸過多の傾向になるからです。

Q 年をとると逆流性食道炎になりやすくなるのですか？

残念ながら加齢とともに胃液が逆流しやすくなるのはしかたがないことです。ただし、症状を緩和する方法はいくつもあります。

年をとると、食道と胃のつなぎ目にある下部食道括約筋が緩んできます。この筋肉は食道と胃の間のゲートの役割をしていて、ふだんは閉まっていますが、食べ物が食道から下りてきたときだけ開いて、胃に食べ物を送ります。

しかし加齢などでこの**筋肉が緩んでくると、食べ物が下りてきていないのにゲートが開き、胃液が逆流するのを許してしまうようになります。**これが逆流性食道炎の原因です。

また、加齢で横隔膜に開いている食道裂孔という隙間が大きくなってしまうことがあります。すると、胃袋の一部がそこから押し上げられ、食道の位置までせり上がってきます。こうなると下部食道括約筋がうまくはたらかなくなり、胃液の逆流が頻繁に起こるようになります。

この状態を食道裂孔ヘルニアといい、手術でないと治せないほど進行してしまうケースもあります。

さらに、**加齢による背骨の曲がりが猫背を招き、それが胃液の逆流の原因になることもあります。**

Q 逆流性食道炎と胃食道逆流症はどこが違うのですか?

胃食道逆流症という病気に含まれるものが逆流性食道炎です。胃食道逆流症とは、逆流性食道炎と非びらん性胃食道逆流症を合わせた病気の総称です。

逆流性食道炎ばかりが有名になってしまったおかげで、胃液の逆流をともなう病気のすべてが逆流性食道炎だと思われていますが、そうではありません。

胃液の逆流による不快な症状の有無とは関係なく、**食道の粘膜に損傷があれば逆流性食道炎**と診断されます。**不快な症状があるのに食道粘膜に炎症がないものを非びらん性胃食道逆流症**といいます。

逆流性食道炎は胃カメラで見ればすぐにわかる病気で、薬も比較的よく効きます。一方、非びらん性胃食道逆流症の患者さんは、あまり薬の効きがよくありません。

さらに、非びらん性胃食道逆流症と思ったら、胃液の逆流が認められない人もいます。その場合は本当に胃液が逆流していないのかを調べ、逆流していなければ機能性ディスペプシアという病名がつきます。

機能性ディスペプシアは、その原因を特定するのがむずかしく、難病といわれています。

Q 逆流性食道炎が起こす不具合にはどんなものがありますか？

逆流性食道炎の問題点は、とにかく不快な症状が起こることです。無症状の逆流性食道炎を除き、この病気の患者さんは日夜不快な症状に悩まされていて、**ＱＯＬ（クオリティ・オブ・ライフ＝生活の質）が著しく下がります。**

逆流性食道炎の患者さんと健康な人のＱＯＬをさまざまな生活の観点で比較したデータがあるのですが、どの面でも健康な人に比べて30％ほど低くなっています。

すぐに命に関わる病気ではないのにこの病気が有名なのは、不快な症状が生活を侵すからです。

かといって、生活習慣指導に正直に従うと、多くの患者さんが「生きていて楽しくない」と言います。ＱＯＬを守ろうとして厳しい生活指導を受け入れると、今度はそちらの面でのＱＯＬが低下してしまうわけです。

そのあたりが、この病気をやっかいなものと認識させているのだと思います。

Q ほかの病気に間違えられる可能性はありますか？

消化器以外の症状と思ってほかの診療科目を受診した場合、運悪くそこが逆流性食道炎にくわしくないところだと、なかなか正しい結論にたどり着かない場合があります。

実際の例では、**しつこい咳で呼吸器内科を受診し、喘息と診断されて喘息の薬を処方**され、いつまでたっても症状が改善しなかった患者さんがいます。また、**心因性のものと判断されて心療内科に回された患者さん**もいます。

逆流性食道炎の診断は、胃カメラで食道の炎症が確認されれば確定しますから、消化器の専門家が間違うことはほぼありません。しかし食道に炎症がない場合は、胃液の逆流があるのかどうかがわかりません。そこで非びらん性胃食道逆流症とほかの病気のどれか迷うことになります。

機能性ディスペプシアという難病は、「逆流性食道炎と同じような症状があるのに、胃液の逆流が認められない病気」です。しかし、**胃液の逆流が見逃されていて、本当は非びらん性胃食道逆流症なのに機能性ディスペプシアと診断**されていた例もありました。

今では24時間、胃と食道の酸性度（pH）を測定し、わずかな胃液の逆流も見逃さないペーハーモニタリングという検査が行われるようになり、より正確な診断ができるようになっています。

Q「ロサンゼルス分類」とは何ですか？

逆流性食道炎の炎症の程度を分類する基準です。1994年にロサンゼルスで行われた世界消化器病学会で発表された分類法で、**胃カメラで見た食道粘膜障害の度合いを規定しています。**

分類は次のようになっています。

・グレードN　変化なし（健康）
・グレードM　食道粘膜の色が変化している
・グレードA　長径が5ミリを超えない粘膜障害で、粘膜ひだに限局されるもの

・グレードB　少なくとも1カ所の粘膜障害が5ミリ以上あり、それぞれ別の粘膜ひだ上に存在する粘膜障害が互いに連続していないもの
・グレードC　少なくとも1カ所の粘膜障害が2条以上のひだに連続して広がっているが、全周性でないもの
・グレードD　全周性の粘膜障害

ロサンゼルス分類は、逆流性食道炎の重症度分類として、世界で最も広く普及しているものです。

Q「食道裂孔ヘルニア」は、どんな病気ですか？

本来は逆流性食道炎とはまったく別の病気ですが、これにかかることにより、逆流性食道炎が重症化することが知られています。

「ヘルニア」とは、体の組織が正しい位置からはみ出した状態を指します。鼠径《そけい》ヘルニア（脱腸）は本来ならおなかにあるはずの腹膜や腸の一部が皮膚の下に出てくる病気です。椎間板ヘルニアは背骨の椎間板の中にある髄核が飛び出すことで起こります。

食道裂孔ヘルニアは、胃が食道裂孔という穴から飛び出してしまう病気です。

胸とおなかは横隔膜という丈夫な筋肉で隔てられていますが、食道は胸からおなかにつながっているため、その部分だけ横隔膜に穴が開いています。それが食道裂孔です。

加齢などでこの食道裂孔が大きくなってしまうと、胃が下から押されて胸にはみ出してきます。胸とおなかでは、おなかのほうが圧力が高いからです。肥満や日常的な姿勢、服装などで腹圧が高い人は、さらにそれが加速されます。

胃が食道側に飛び出してしまうと、下部食道括約筋のはたらきが悪くなり、頻繁に胃液の逆流が起こるようになります。横になると洪水のように胃液が口から出てくるような状態の人もいます。

食道裂孔ヘルニアがあり、薬があまり効かないような人は、手術による改善を考える必要があります。

Q 「機能性ディスペプシア」とは何ですか？

逆流性食道炎でもなく、非びらん性胃食道逆流症でもないのに、胃食道逆流症と同じような症状を訴える病気につけられた病名です。

「ディスペプシア」という聞き慣れない言葉は、胃の不快な症状を指す医学用語です。胃の機能が低下したために発生したと考えられ、機能性ディスペプシアという名前になりました。

逆流性食道炎のように「ここがこうなっているからこの病気だ」というシンプルな定義づけができないため、説明がとてもむずかしい病気になっています。いまのところ、自律神経が関係しているのではないかと考えられています。

ただ、実際は胃液が逆流しているのにそれが見つからず、機能性ディスペプシアと診断されてしまった例がこれまでにありました。胃カメラはその瞬間しか見ないので、時間的な連続性を持った検査ができないのです。

そこを補うために使われるようになったのが、「ペーハーモニタリング」です。これは24時間連続して胃と食道の酸性度を測定するため、それまでの検査では見つからなかった胃液の逆流が発見できます。

これにより、今後、一定数の機能性ディスペプシアと診断された患者さんが、あらためて非びらん性胃食道逆流症と診断されるだろうと期待しています。

おわりに

逆流性食道炎。

最近では、病名を知らない人はほとんどいないのではないかと思われるほど、広く知られるようになりました。この本を読まれたみなさんは、逆流性食道炎と非びらん性胃食道逆流症を合わせて、胃食道逆流症ということはおわかりいただけたでしょう。

発症の原因はさまざまです。高齢化、食事の欧米化、生活習慣によるもの、肥満、運動不足など。もはや誰もがかかる病気だと考えていいでしょう。この病気になると、ＱＯＬ（生活の質）が著しく下がってしまいます。

逆流性食道炎に悩まされている日本人は、実にたくさんいます。

ところが、治療の選択肢のひとつである手術について、丁寧に説明している書籍は、今のところ、ほとんど見当たりません。これまでは内科の医師による本が大半を占めていたためかもしれません。

私は外科医として、500例ほどの逆流性食道炎の手術を手掛けてきました。これは、日本で一、二を争う数です。手術で逆流性食道炎が治る確率は、およそ9割です。薬が効かないケースでも、手術という最終解決手段があるのです。

逆流性食道炎の治療には、3つの選択肢があります。

生活習慣を正す

薬で治療する

手術する

逆流性食道炎は、食という生活の基本に関わる病気です。だからこそ、患者さんは、つらい思いをしながら、日々を過ごされています。

ご自分の症状をしっかり見定めて、それに合った治療法を選ぶことが大切です。

関　洋介

胸やけ、ムカムカ、吐き気、胃痛、げっぷ……
それ全部、逆流性食道炎です。

発行日 2020年11月28日 第1刷
発行日 2024年5月15日 第4刷

著者 関洋介

本書プロジェクトチーム
編集統括 柿内尚文
編集担当 小林英史
編集協力 山崎修、田代貴久（キャスティングドクター）
デザイン 菊池崇+櫻井淳志（ドットスタジオ）
イラスト 石玉サコ
校正 植嶋朝子

営業統括 丸山敏生
営業推進 増尾友裕、綱脇愛、桐山敦子、相澤いづみ、寺内未来子
販売促進 池田孝一郎、石井耕平、熊切絵理、菊山清佳、山口瑞穂、吉村寿美子、矢橋寛子、遠藤真知子、森田真紀、氏家和佳子
プロモーション 山田美恵
講演・マネジメント事業 斎藤和佳、志水公美

編集 栗田亘、村上芳子、大住兼正、菊地貴広、山田吉之、大西志帆、福田麻衣
メディア開発 池田剛、中山景、中村悟志、長野太介、入江翔子
管理部 早坂裕子、生越こずえ、名児耶美咲
発行人 坂下毅

発行所 株式会社アスコム

〒105-0003
東京都港区西新橋2-23-1 3東洋海事ビル
編集局 TEL：03-5425-6627
営業局 TEL：03-5425-6626 FAX：03-5425-6770

印刷・製本 株式会社光邦

Printed in Japan ISBN 978-4-7762-1110-5